ओ३म्

सौश्रुत-निघण्टुः

हिन्दीभाषान्तर सहित

परिष्कर्त्ता एवं व्याख्याकार

आचार्य बालकृष्ण

दिव्य प्रकाशन

दिव्य योग मन्दिर ट्रस्ट, पतञ्जलि योगपीठ हरिद्वार

प्रकाशक : **दिव्य प्रकाशन**
पतंजलि योगपीठ,
महर्षि दयानन्द ग्राम
दिल्ली हरिद्वार राष्ट्रिय राजमार्ग
बहादराबाद,
हरिद्वार-249405, उत्तराखण्ड

ई-मेल : books@divyayoga.com

वैबसाइट : www.divyaprakashan.com

दूरभाष : (01334) 244107,
240008, 246737

फैक्स : (01334) 244805

आई.एस.बी.एन. : 978-93-88508-31-5

मूल्य : 200/- (दो सौ रुपये)

प्रथम संस्करण : 4 अगस्त 2019
श्रावण शुदि 4, वि.संवत्- 2076

मुद्रक : **श्रीनाथ प्रिंट्स 'एन' पैकेजिंग**
1H-11A, एन.आई.टी. फरीदाबाद-121001 (हरियाणा)
दूरभाष : 0129-4025654, 9643317218, 8383048152

।।ओ३म्।।

।। इदं नम ऋषिभ्य: पूर्वजेभ्य: पूर्वेभ्य: पथिकृद्भ्य:।।

भूमिका

भारत में आयुर्वेद की प्राचीन संहिताओं का अध्ययन-अध्यापन निरन्तर चलता रहा है। अत: सहस्रों वर्षों के बाद भी आयुर्वेद की परम्परा अखण्ड है। अध्ययन-अध्यापन के समय पूर्ववर्त्ती विद्वानों द्वारा संहिताओं से सम्बद्ध औषधीयनामकोश की आवश्यकता का अनुभव किया गया था। अत: संहिताओं के औषधीय द्रव्यों के नामों का परिचय कराने वाले निघण्टुग्रन्थ बनाये गये। निघण्टुग्रन्थरचना की यह परम्परा संहिता पढ़ने वाले छात्रों व अन्य आयुर्वेद-जिज्ञासुओं के लिए अत्यन्त उपयोगी थी; क्योंकि इससे संहिता में निर्दिष्ट द्रव्यों के सही नाम व गुणधर्मों के ज्ञान से संहिताओं को समझना सुगम हो जाता था। निघण्टुरचना के इस क्रम में हमें सर्वप्रथम सुश्रुतसंहिता से सम्बद्ध 'सौश्रुत-निघण्टु' उपलब्ध होता है। इसी प्रकार वाग्भट-प्रणीत अष्टाङ्गहृदय के औषधीय द्रव्यों के पर्यायों का कोश 'अष्टाङ्ग-निघण्टु' भी उपलब्ध होता है। इसी शैली में आचार्य रविगुप्त द्वारा रचित सिद्धसारसंहिता के अन्त में 'सिद्धसार-निघण्टु' भी मिलता है। इन निघण्टुओं में सम्बद्ध संहिताओं में चर्चित औषधीय द्रव्यों के पर्याय मात्र संकलित हैं।

ग्रन्थ-परिचय-

सौश्रुत-निघण्टु पर्यायसंकलनात्मक शैली द्वारा रचित आयुर्वेदीय निघण्टु-परम्परा का प्राचीन ग्रन्थ है। यह सम्पूर्ण निघण्टु अनुष्टुप् छन्द में रचा गया, इसका ग्रन्थपरिमाण ३२५ श्लोक हैं। इसमें विदारिगन्धादि ३२ गणों में द्रव्यों का विभाजन किया गया है। इसके उपरान्त अन्य विप्रकीर्ण द्रव्यों के पर्यायों का वर्णन किया गया है[१]।

नेपाल के राजगुरु पं. हेमराजशर्मा काश्यप संहिता के उपोद्घात में लिखते हैं कि उनके पास सुश्रुत संहिता की एक मातृका है, जिसके उत्तरतन्त्र के अन्त में सौश्रुत-निघण्टु का उल्लेख है-

---

१. द्वात्रिंशद् गणा ह्येते प्रोक्ता विस्तरतो मया। अत ऊर्ध्वं प्रवक्ष्यामि यथास्थूलानि नामभि:। प्रकीर्णकानि द्रव्याणि स्थावराणि चराणि च। (सौश्रुतनिघण्टु- २८०)

इति सौश्रुते महोत्तरतन्त्रे चतु:षष्टितमोऽध्याय:।

अतो निघण्टुर्भविष्यति इति।

यद्यपि परम्परा के अनुसार सौश्रुत-निघण्टु धन्वन्तरिप्रोक्त एवं सुश्रुत-विरचित माना जाता है, परन्तु यह किसी परवर्त्ती आचार्य द्वारा रचित प्रतीत होता है; क्योंकि पूर्वोक्त कथन के अतिरिक्त प्राचीन आयुर्वेद-वाङ्मय में कोई ऐसा वचन उपलब्ध नहीं होता, जिससे इसे सुश्रुत-विरचित माना जाए। अत: निष्कर्ष रूप में यही कहा जा सकता है कि अध्ययन-अध्यापन की आवश्यकता की पूर्ति हेतु इसे किसी परवर्त्ती आचार्य ने सुश्रुत के नाम से रचा था।

रचनाकाल-

राष्ट्रिय अभिलेखालय नेपाल में उपलब्ध सुश्रुतसंहिता की जिस प्राचीनतम हस्तलिखित प्रतिलिपि के अन्त में सौश्रुत-निघण्टु मिलता है, उसका लेखनकाल विक्रम संवत् ९३५ है[1]। इससे इतना तो स्पष्ट है कि आज से ११४१ वर्ष से भी अधिक समय पहले इस निघण्टु की प्रतिलिपि लिखी गई थी। इसका रचनाकाल प्रतिलिपि-काल से कितना पहले है, इस विषय में पुष्ट प्रमाण गवेषणीय है।

सौश्रुत-निघण्टु का रचना-स्वरूप-

सुश्रुतसंहिता, सूत्रस्थान के ३८वें द्रव्यगणसंग्रहाध्याय के विदारी- गन्धादिगण से लेकर तृणपञ्चमूलगण तक वर्णित द्रव्यों के पर्यायवाची सौश्रुत-निघण्टु में संकलित हैं। इसके अतिरिक्त अन्य प्रकीर्ण द्रव्यों के पर्यायवाची भी इसमें संकलित किये गये हैं। इसी शैली के अनुसार अष्टाङ्गहृदय के औषधीय द्रव्यों का पर्याय संकलन 'अष्टाङ्ग-निघण्टु' में किया गया है। यह भी किसी परवर्त्ती विद्वान् ने वाग्भट के नाम से रच कर प्रसिद्ध किया है। १३वीं शती ई. में बोपदेव नामक प्रौढ विद्वान् ने भी 'हृदयदीपक-निघण्टु' में अष्टाङ्गहृदयगत औषधीय द्रव्यों के पर्यायों का संकलन किया है। इस प्रकार ये निघण्टु भी सौश्रुत-निघण्टु की शैली का अनुसरण करते हुए रचे गये हैं।

पूर्वोक्त शैली से कुछ भिन्न रूप में धन्वन्तरि-निघण्टु, मदनपाल-निघण्टु एवं भावप्रकाश-निघण्टु आदि रचे गये हैं। इनमें पर्यायसंग्रह के साथ औषधीय द्रव्यों के गुण-धर्म एवं चिकित्सकीय उपयोगों का भी उल्लेख है। यह शैली अपेक्षाकृत

---

१. वर्षे चैकोत्तरेऽस्मिन् त्रितयशतगते माधवे मासि शुक्ले।
सप्तम्यां पुष्यऋक्षे दशशतकिरणे वासरे सिद्धयोगे।। इति। (सुश्रुतमातृका, नेपाल)

परवर्त्ती है। धन्वन्तरि-निघण्टु का प्रारम्भिक रूप 'द्रव्यावली' नाम से रचा गया था, उसमें भी औषधीयगण एवं पर्यायसंग्रह मात्र था। वर्तमान धन्वन्तरि-निघण्टु उसका परिवर्धित रूप है। इसमें पर्यायों के साथ गुण-धर्म आदि का विस्तृत विवरण मिलता है।

'सौश्रुत-निघण्टु' आयुर्वेदीय निघण्टु-परम्परा का प्राचीन निदर्शन (नमूना) है। अष्टाङ्ग-निघण्टु एवं सिद्धसार-निघण्टु जैसे प्राचीन ग्रन्थ इसी की शैली में रचे गये थे। परवर्त्ती मदनपाल आदि निघण्टुओं में वही शैली पुष्पित-पल्लवित रूप में दिखाई देती है।

पूर्व-संस्करण-

नेपाल के राष्ट्रिय अभिलेखालय में सुश्रुतसंहिता की चार हस्तलिखित प्रतिलिपियाँ सुरक्षित हैं। जिनमें तीन अपूर्ण हैं। इनमें से दो के अन्त में सौश्रुत-निघण्टु उपलब्ध होता है। प्रथम प्रतिलिपि[१] के अन्त में यह पूर्णरूप में है, परन्तु द्वितीय प्रतिलिपि[२] के अन्त में यह अपूर्ण रूप में मिलता है। इसी प्रकार नेपाल के केशर पुस्तकालय में सुरक्षित सुश्रुतसंहिता की हस्तलिखित प्रतिलिपि के अन्त में भी सौश्रुत-निघण्टु मिलता है। इन्हीं प्रतिलिपियों के आधार पर नेपाल में सर्वप्रथम 'सौश्रुत-निघण्टु' का एक संस्करण प्रकाशित किया गया था।

प्रस्तुत संस्करण-

जैसा कि कहा जा चुका है- सौश्रुत-निघण्टु का एक मात्र संस्करण नेपाल में महेन्द्र विश्वविद्यालय से संवत् २०५७ वि. में प्रकाशित हुआ था। इसका सम्पादन श्री काशीराज शर्मा सुवेदी एवं डॉ. नरेन्द्रनाथ तिवारी ने किया था। यह सम्पादन बहुत उत्तम एवं सराहनीय है, परन्तु प्राथमिक कार्य होने से इसमें कतिपय पाठदोष रह गए हैं। जिनका प्रस्तुत संस्करण में परिमार्जन कर दिया गया है। सुश्रुतसंहिता के द्रव्यगणाध्याय के साथ तुलना करते हुए भी अनेक स्थलों पर पाठशोधन किया गया है, जिसकी सूचना पादटिप्पणियों में दी गयी है। नेपाल से प्रकाशित संस्करण में संस्कृत का मूलपाठ मात्र था। इस संस्करण में सरल

---

१. ताडपत्र पर नेवारीलिपि में लिखित, राष्ट्रिय अभिलेखालय, नेपाल में उपलब्ध मातृका (ग्रन्थांक- ३३३), पत्रसंख्या ४३५

२. ताडपत्र पर नेवारीलिपि में लिखित, राष्ट्रिय अभिलेखालय, नेपाल में उपलब्ध मातृका (ग्रन्थांक- ३३४), पत्रसंख्या ७१

हिन्दी अनुवाद भी दिया गया है। अत: यह संस्करण आयुर्वेद के अध्येताओं व अध्यापकों के लिए विशेष रूप से उपादेय होगा।

परिशिष्ट भाग-

सौश्रुत-निघण्टु के प्रस्तुत संस्करण के अन्त में कुछ उपयोगी परिशिष्ट दिए गए हैं। **प्रथम परिशिष्ट** में सौश्रुत-निघण्टु में वर्णित द्रव्यों के पर्यायों की अकारादिक्रम से अनुक्रमणिका दी गई है। **द्वितीय परिशिष्ट** में उपलब्ध पादपों के वैज्ञानिक नामों की अनुक्रमणिका दी गई है। **तृतीय परिशिष्ट** में उन सन्दर्भग्रन्थों की सूची व शब्दसंक्षेप सूची दी गई है, जिनका उपयोग पाठशोधन एवं व्याख्या आदि में किया गया है।

कृतज्ञताज्ञापन-

सर्वप्रथम सौश्रुत-निघण्टु के प्रथम सम्पादकद्वय **श्री काशीराज शर्मा** सुवेदी एवं **डॉ. नरेन्द्रनाथ तिवारी** के प्रति हम अत्यन्त आभारी हैं, जिनके संस्करण के आधार पर परिष्कार एवं हिन्दी अनुवाद किया गया है।

प्रस्तुत ग्रन्थ के पाठशोधन में वैदिक विद्वान् साहित्याचार्य **प्रो. विजयपाल 'प्रचेता'** तथा **डॉ. राजेश कुमार मिश्र (एम.डी.-द्रव्यगुण)** पतञ्जलि योगपीठ हरिद्वार का सहयोग विशेष रूप से स्मरणीय है। ग्रन्थ को परिष्कृत रूप देने में विशिष्ट सहयोग के लिए **श्रीमद्दयानन्द कन्या गुरुकुल चोटीपुरा** (अमरोहा, उत्तरप्रदेश) की **आदरणीया प्राचार्या** एवं उनकी सहयोगी बहनों के प्रति हम विशेष रूप से कृतज्ञ हैं। ग्रन्थ के अन्तिम परिष्कार में मुम्बई-निवासी प्रसिद्ध **वैद्य श्री एस. डी. (सदानन्द दिगम्बर) कामत जी** का विशेष सहयोग रहा है। एतदर्थ हम आपके प्रति अत्यन्त कृतज्ञ हैं।

सम्पादन कार्य यद्यपि जागरूकता एवं विशेष अवधान के साथ किया गया है, तथापि अल्पज्ञता व मानव-सुलभ प्रमाद के कारण इसमें त्रुटियाँ रहना सम्भव है। कृपालु विद्वज्जनों एवं सुधी पाठकों से अनुरोध है कि यदि कोई त्रुटि या संशोधनीय स्थल दृष्टिगत हो, तो अवश्य अवगत करायें, जिससे आगामी संस्करण में परिष्कार किया जा सके।

श्रावण शुदि ४, वि.संवत्- २०७६
(४ अगस्त २०१९ ई.)

आचार्य बालकृष्ण

आचार्य बालकृष्ण

गणानुक्रमणिका

परिशिष्टभाग

सौश्रुत-निघण्टुः

ॐ नमः सर्वज्ञायानुत्तरवैराजाय।

हिमवच्छैलकुञ्जस्थं सुमनस्कं महौजसम्।
शीर्णपर्णफलाहारमायुर्वेदविशारदम्।।१।।
कृताग्निकृत्यमासीनं पूतवल्कलधारिणम्।
धन्वन्तरिं धर्मभृतां वरिष्ठममृतोद्भवम्।
सुश्रुतप्रमुखाः शिष्याः पप्रच्छुर्भिषजो भृशम्।।२।।

हिमालय पर्वत के कुञ्ज में स्थित, प्रसन्नमना, महोजस्वी, स्वयं गिरे पत्ते और फलों का आहार करने वाले, आयुर्वेद का विशेष ज्ञान रखने वाले, अग्निहोत्र करके बैठे हुए, पवित्र वल्कलधारी, धर्मधारियों में श्रेष्ठ, अमृत के साथ उत्पन्न हुए भगवान् धन्वन्तरि से सुश्रुत आदि प्रमुख वैद्य शिष्यों ने बार-बार पूछा-

भगवन् भेषजानां ते यत् पूर्वं समुदाहृतम्।
प्रव्यक्तिकारणं देव तेन सर्वं न विद्यते।।३।।
बहूनि नामधेयानि भेषजानां बहुश्रुत।
श्रूयन्ते देशभाषाभिस्तेन मोहो हि नो महान्।।४।।

हे भगवन्! जो आपने पहले औषधियों की अभिव्यक्ति का कारण बताया है, उससे हे देव सारी बात समझ में नहीं आती है क्योंकि हे बहुश्रुत धन्वन्तरि महाराज औषधियों के बहुत से नाम हैं जो देशभाषाओं के अनुसार सुने जाते हैं, जिनमें महान् मोह (सन्देह) हो जाता है।

नानादेशाभिलग्नानां द्रव्यनाम्नां पृथक् पृथक्।
प्रव्यक्तिकारणं तन्नो भवेन्मोहप्रशान्तये।।५।।

नाना देशों से सम्बद्ध द्रव्यों के नामों की अलग-अलग अभिव्यक्ति का जो कारण है उसे आप हमें बताइए जिससे हमारा मोह (अज्ञान) शान्त हो जाए।

किञ्चित् सदपि भैषज्यमनामज्ञश्चिकित्सकः।
पश्यन्नपि न जानीते तेन बुद्धिर्विहन्यते।।६।।

ओषधि के रूप के अनुसार उसके नाम को न जानने वाला वैद्य सामने खड़ी हुई ओषधि को भी नहीं जानता इस कारण बुद्धि कुण्ठित हो जाती है और उसका

उपयोग नहीं कर पाता है।

तस्मात् सर्वाणि नामानि देशभाषाविभागशः।
ओषधीनां समाचक्ष्व सर्वौषधविशारद।।७।।

इसलिए सभी ओषधियों के विज्ञान में पारङ्गत हे भगवन्! सभी जो नाम हैं उनको देशभाषा के विभागानुसार हमें बताइए।

इत्युक्तो भगवाञ्छिष्यैः काशिराज उदारधीः।
मनः प्रह्लादयँस्तेषां प्रत्युवाचामलं वचः।।८।।

उदारबुद्धि वाले काशिराज भगवान् धन्वन्तरि ने शिष्यों के द्वारा इस प्रकार प्रार्थना किए जाने पर उनके मन को प्रसन्न करते हुए इस निर्मल वचन को प्रत्युत्तर के रूप में कहा-

वत्साः साध्वर्थवान् प्रश्नो भवद्भिरयमीरितः।
अपृष्टेनापि वक्तव्यं प्रजानां हितमिच्छता।।९।।

हे प्रिय शिष्यो! आपने यह बहुत अच्छा सार्थक प्रश्न किया है। प्रजाओं के हितैषी व्यक्ति को तो बिना पूछे ही ऐसा उपदेश करना चाहिए।

छन्दसां गतिमाश्रित्य वर्णानां गुरुलाघवात्।
नानादेशप्रसूतानां शिष्या शृणवानबोधिना।।१०।।
पाटवाद्यवकामाच्च नानाभाषाभिलाषिणाम्।
द्रव्याणां यः समाख्यातो विस्तरस्तस्य वक्ष्यते।।११।।
गणा विदारिगन्धाद्या य उक्ता द्रव्यसंग्रहे।
एकैकमौषधास्तेषां शब्दैः पर्यायवाचकैः।
एकैकेनैव वक्ष्यामि श्लोकेनैवानुपूर्वशः।।१२।।

अथ विदारिगन्धादिगण:

विदारिगन्धानामानि

विदारिगन्धांशुमती सालपर्णी त्रिपर्ण्यपि।
स्थिरा च दीर्घमूला च ध्रुवा चापि प्रकीर्तिता।।१३।।

विदारिगन्धा, अंशुमती, सालपर्णी, त्रिपर्णी, स्थिरा, दीर्घमूला तथा ध्रुवा- ये **विदारिगन्धा** (सालपर्णी) के नाम हैं।

वानस्पतिक नाम- *Desmodium gangeticum* (L.) DC. **Syn.-** *Hedysarum gangeticum* L. **कुल-** Fabaceae **अंग्रेजी नाम-** Salparni

विदारीनामानि

विदारीक्षुविदारी च वल्लीकन्द: पलाशक:।
गजवाजिप्रिया चैव सैव क्षीरविदारिका।।१४।।

विदारी, इक्षुविदारी, वल्लीकन्द, पलाशक, गजप्रिया, वाजिप्रिया तथा क्षीरविदारिका-ये **विदारी** व **क्षीरविदारी** के नाम हैं।

विदारी-वानस्पतिक नाम- *Pueraria tuberosa* (Roxb. ex Willd.) DC. **कुल-** Laguminiacae **अंग्रेजी नाम-** Kudzu

क्षीरविदारी-वानस्पतिक नाम- *Ipomoea cheirophylla* O'Donell. **Syn.-** *Ipomoea paniculata* (L.) R. Br.; *Ipomoea digitata* L. **कुल-** Convolvulaceae **अंग्रेजी नाम-** Giant potato

विश्वदेवानामानि

विश्वदेवा नागबला झषा ह्रस्वगवेधुका।
खरगन्धनिका घोण्टा तथा गाङ्गेरुकी च सा।।१५।।

विश्वदेवा, नागबला, झषा, ह्रस्वगवेधुका, खरगन्धनिका, घोण्टा तथा गाङ्गेरुकी- ये **विश्वदेवा** (नागबला) के नाम हैं।

वानस्पतिक नाम- *Grewia hirsuta* Vahl. **कुल-** Tiliaceae **अंग्रेजी नाम-** Veronicalolia

सहदेवानामानि

सहदेवा देवसहा मङ्गल्यार्थप्रसाधनी।
वर्षपुष्पी महागन्धा गन्धमल्ल्यपि चोच्यते।।१६।।

सहदेवा, देवसहा, मङ्गल्या, अर्थप्रसाधनी, वर्षपुष्पी, महागन्धा तथा गन्धमल्ली-ये **सहदेवा** के नाम हैं।

वानस्पतिक नाम : *Vernonia cinerea* (L.) Less. **Syn.-** *Cyanthillium cinereum* (L.) H.Rob. **कुल-** Asteraceae **अंग्रेजी नाम-** Little ironweed

गोक्षुरनामानि

श्वदंष्ट्रको गोक्षुरकः स्थलशृङ्गाटकस्तथा।
त्रिकण्टकः कण्टफलः स्मृतो गोकण्टकश्च सः।।१७।।

श्वदंष्ट्रक, गोक्षुरक, स्थलशृङ्गाटक, त्रिकण्टक, कण्टफल तथा गोकण्टक-ये **गोक्षुर** के नाम हैं।

वानस्पतिक नाम- *Tribulus terrestris* L.; **Syn.-** *Tribulus lanuginosus* L.; **कुल-** Zygophyllaceae; **अंग्रेजी नाम-** Land caltrops

पृश्निपर्णीनामानि

पृथक्पर्णी पृश्निपर्णी कलशी चित्रपर्ण्यपि।
शृगालविन्ना लाङ्गूली सैव क्रोष्टुकपुच्छिका।।१८।।

पृथक्पर्णी, पृश्निपर्णी, कलशी, चित्रपर्णी, शृगालविन्ना, लाङ्गूली तथा क्रोष्टुकपुच्छिका-ये **पृश्निपर्णी** के नाम हैं।

वानस्पतिक नाम- *Uraria picta* (Jacq.) Desv. ex DC. **Syn.-***Hedysarum pictum* Jacq. **कुल-** Fabaceae; **अंग्रेजी नाम-** Dabra

शतावरीनामानि

शतावरी सूक्ष्मपत्रा पीवरीन्दीवरी च सा।
अभीरुर्बहुमूला च जटामूला च शब्दिता।।१९।।

शतावरी, सूक्ष्मपत्रा, पीवरी, इन्दीवरी, अभीरु, बहुमूला तथा जटामूला-ये **शतावरी** के नाम हैं।

वानस्पतिक नाम: *Asparagus racemosus* Willd. **Syn.-** *Asparagopsis abyssinica* Kunth **कुल**: Liliaceae **अंग्रेजी नाम**: Wild asparagus

सारिवानामानि

सारिवा गोपवल्ली च तथा चोत्पलसारिवा।
सुगन्धमूलभद्रा च कृष्णवल्ल्यपि चोच्यते।।२०।।

सारिवा, गोपवल्ली, उत्पलसारिवा, सुगन्धमूला, भद्रा तथा कृष्णवल्ली-ये **सारिवा** के नाम हैं।

वानस्पतिक नाम- *Hemidesmus indicus* (L.) R. Br. ex Schult. **Syn.-** *Periploca indica* L. **कुल-** Asclepiadaceae **अंग्रेजी नाम-** Indian sarsaparilla

जीवकनामानि

जीवक: प्रियनामा च दीर्घायु: कूर्चशीर्षक:।
मङ्गल्यनामधेयश्च प्राय: शृङ्गश्च[1] कीर्तित:।।२१।।

जीवक, प्रियनामा, दीर्घायु, कूर्चशीर्षक, मङ्गल्य तथा शृङ्ग-ये **जीवक** के नाम हैं।

वानस्पतिक नाम- *Crepidium acuminatum* (D.Don) Szlach. **Syn.-** *Malaxis acuminata* D. Don **कुल-** Orchidaceae **अंग्रेजी नाम-** The gradually tapering Malaxis

ऋषभकनामानि

ऋषभ: ककुदी श्रीमान् विषाणी[2] गोपतिस्तथा।
धूर्धरो बन्धुरो वीर: पृथिवीपतिरेव च।।२२।।

ऋषभ, ककुदी, श्रीमान्, विषाणी, गोपति, धूर्धर, बन्धुर, वीर तथा पृथिवीपति-ये **ऋषभक** के नाम हैं।

वानस्पतिक नाम- *Malaxis muscifera* (Lindl.) Kuntze **Syn.-** *Microstylis muscifera* (Lindl.) Ridl. **कुल-** Orchidaceae **अंग्रेजी नाम-** Adder mouth orchid

महासहानामानि

महासहा माषपर्णी[3] सिंहविन्ना तथैव च।
पाण्डुरोमशपर्णी च हंसमाषा च शब्दिता।।२३।।

---

१. स्वाङ्गश्च-मु., शृङ्गश्च-ध.नि., सो.नि.
२. विकर्णी-मु., विषाणी-ध.नि.,च.नि.
३. महापर्णी-मु., माषपर्णी-ध.नि., च.नि.

महासहा, माषपर्णी, सिंहविन्ना, पाण्डुपर्णी, रोमशपर्णी तथा हंसमाषा-ये **महासहा** के नाम हैं।

वानस्पतिक नाम- *Teramnus labialis* (L.f.) Spreng. **Syn.-** *Glycine labialis* L. f. **कुल-** Fabaceae **अंग्रेजी नाम-** Blue wiss

क्षुद्रसहानामानि

क्षुद्रसहा मुद्गपर्णी सूर्पपर्णी तथैव च।
सहा[१]मार्जारगन्धा च काकमुद्गा च कीर्तिता।।२४।।

क्षुद्रसहा, मुद्गपर्णी, सूर्पपर्णी, सहा, मार्जारगन्धा तथा काकमुद्गा-ये **क्षुद्रसहा** के नाम हैं।

वानस्पतिक नाम- *Vigna trilobata* (L.) Verdcour **Syn.-** *Phaseolus trilobatus* (L.) Schreb. **कुल-** Fabaceae (फैबेसी) **अंग्रेजी नाम:** African gram

क्षुद्रबृहतीनामानि

बृहती कण्टकारी च वार्ताकी दुःप्रधर्षणी।
सिंही भण्टाकिनी चैव क्षुद्रिका च प्रकीर्तिता।।२५।।

बृहती, कण्टकारी, वार्ताकी, दुःप्रधर्षणी, सिंही, भण्टाकिनी तथा क्षुद्रिका-ये **क्षुद्रबृहती** के नाम हैं।

वानस्पतिक नाम- *Solanum virginiannum* L. **Syn-***Solanum xanthocarpum* Schrad. & Wendl. **कुल-** Solanaceae **अंग्रेजी नाम-** Yellow berried night shade

स्थूलबृहतीनामानि

वृषभी राष्ट्रिका क्षुल्ली तथा पीतफलेति च।
क्षवप्रचोदनी व्याघ्री सैव प्रोक्ता निदिग्धिका।।२६।।

वृषभी, राष्ट्रिका, क्षुल्ली, पीतफला, क्षवप्रचोदनी, व्याघ्री तथा निदिग्धिका-ये **स्थूलबृहती** के नाम हैं।

वानस्पतिक नाम- *Solanum anguivi* Lam. **Syn.-** *Solanum indicum* L. **कुल-** Solanaceae **अंग्रेजी नाम-** Indian night shade

---

१. स्वनु-मु., सहा-सि.नि., सो.नि.

श्वेतपुनर्नवानामानि

पुनर्नवा ऋषभकेतुर्महावर्षाभूरेव च।
वृश्चीको[१] दीर्घवर्षाभूः श्वेतमूलश्च कीर्तितः।।२७।।

पुनर्नवा, ऋषभकेतु, महावर्षाभू, वृश्चीक, दीर्घवर्षाभू तथा श्वेतमूल- ये **श्वेतपुनर्नवा** के नाम हैं।

वानस्पतिक नाम- *Boerhavia plumbaginea* Cav. **Syn.-** *Boerhavia verticillata* Poir. **कुल-** Nyctaginaceae **अंग्रेजी नाम-** White spiderling

रक्तपुनर्नवानामानि

पुनर्नवो द्वितीयस्तु रक्तवृन्तः कठिल्लकः।
वैशाखश्च शिवाटी[२] च क्षुद्रवर्षाभूरेव च।।२८।।

पुनर्नवा, रक्तवृन्त, कठिल्लक, वैशाख, शिवाटी तथा क्षुद्रवर्षाभू-ये **रक्तपुनर्नवा** के नाम हैं।

वानस्पतिक नाम- *Boerhavia diffusa* L. **Syn.-** *Boerhavia repens* var. *diffusa* (L.) Hook.f. **कुल-** Nyctaginaceae **अंग्रेजी नाम-** Hogweed

एरण्डनामानि

एरण्डश्चोरुबूकश्च चित्रो गन्धर्वहस्तकः।
आमण्डको वर्धमानः स च पञ्चाङ्गुलो मतः।।२९।।

एरण्ड, उरुबूक, चित्र, गन्धर्वहस्तक, आमण्डक, वर्धमान तथा पञ्चाङ्गुल-ये **एरण्ड** के नाम हैं।

वानस्पतिक नाम- *Ricinus communis* L. **कुल-** Euphorbiaceae **अंग्रेजी नाम-** Castor-oil plant

हंसपादीनामानि

हंसपादी त्रिपादी च घृतमण्डालसा च सा।
रक्तपादी पदाह्वा च कीर्तिता च मधुस्रवा।।३०।।

हंसपादी, त्रिपादी, घृतमण्डा, अलसा, रक्तपादी, पदाह्वा तथा मधुस्रवा-ये **हंसपादी** के नाम हैं।

१. वृश्चीको-मु., वृश्चीरः-ध.नि., प.र.
२. शिनाटी-मु., शिवाटी-च.नि.,सु.नि.

वानस्पतिक नाम- *Adiantum philippense* L. **Syn.-** *Adiantum lunulatum* Burm. f. **कुल-** Polypodiaceae **अंग्रेजी नाम-** Maiden hair

वृश्चिकालीनामानि

वृश्चिकाली तथा काली विषघ्नी च प्रकीर्तिता।
उष्ट्रधूमकपुच्छा च विषाणी सर्पदंष्ट्र्यपि।।३१।।

वृश्चिकाली, काली, विषघ्नी, उष्ट्रधूमकपुच्छा, विषाणी तथा सर्पदंष्ट्री-ये **वृश्चिकाली** के नाम हैं।

वानस्पतिक नाम- *Tragia involucrata* L. **कुल-**Euphorbiaceae **अंग्रेजी नाम-** Indian stinging nettle tree

कपिकच्छूनामानि

आर्षभी[१] ऋषभी चैव कपिकच्छूर्दुरालभा।
आत्मगुप्ता स्वयंगुप्ता सैव कण्डूकरी मता।।३२।।

आर्षभी, ऋषभी, कपिकच्छू, दुरालभा, आत्मगुप्ता, स्वयंगुप्ता तथा कण्डूकरी-ये **कपिकच्छू** के नाम हैं।

वानस्पतिक नाम- *Mucuna pruriens* (L.) DC. **Syn.-** *Mucuna prurita* (L.) Hook. **कुल-**Fabaceae **अंग्रेजी नाम-** Common Cow itch

विदारिगन्धादिरयं गणः पित्तानिलापहः।
शोषगुल्माङ्गमर्दोर्ध्वश्वासकासविनाशनः।।३३।।

यह विदारीगन्धादिगण पित्त व वात का शमन करता है तथा शोष, गुल्म, अङ्गमर्द, ऊर्ध्वश्वास व कास का नाश करता है।

★ ★ ★

१. अकाशी-मु., आर्षभी-सि.नि., च.नि.

अथ आरग्वधादिगण:

आरग्वधनामानि

आरग्वधो राजवृक्ष: शम्पाकश्चतुरङ्गुल:।
आरेवतो व्याधिघात: कृतमालश्च शब्दित:।।३४।।

आरग्वध, राजवृक्ष, शम्पाक, चतुरङ्गुल, आरेवत, व्याधिघात तथा कृतमाल-ये **आरग्वध** के नाम हैं।

वानस्पतिक नाम- *Cassia fistula* L. **Syn.-** *Cassia rhombifolia* Roxb. **कुल-** Caesalpiniaceae **अंग्रेजी नाम-** Purging cassia

मदननामानि

मदन: शल्यको गोलो गालश्च करहाटक:[१]।
छर्दनो वामनश्चैव विषपुष्पश्च कीर्तित:।।३५।।

मदन, शल्यक, गोल, गाल, करहाटक, छर्दन, वामन तथा विषपुष्प-ये **मदन** के नाम हैं।

वानस्पतिक नाम- *Catunaregam spinosa* (Thunb.) Tirveng. **Syn.-** *Xeromphis spinosa* (Thunb.) Keay **कुल-** Rubiaceae **अंग्रेजी नाम-** Emetic Nut

कर्कन्धूनामानि

कर्कन्धूर्गोपघोण्टा च राजकण्टककोलिका।
बदरी मर्कटानाञ्च शब्दै: पर्यायवाचकै:।।३६।।

कर्कन्धू, गोपघोण्टा, राजकोलिका, कण्टककोलिका तथा मर्कटबदरी-ये **कर्कन्धू** के नाम हैं।

वानस्पतिक नाम- *Zizyphus nummularia* (Burm. f.) W. & A. **कुल:** Rhamnaceae **अंग्रेजी नाम-** Wild jujube

विकङ्कतनामानि

कण्टकी यज्ञवृक्षश्च स्रुवावृक्षश्च शब्दित:।
वैकङ्कतश्च वृक्षश्च ग्रन्थिल: स्वादुकण्टक:।।३७।।

कण्टकी, यज्ञवृक्ष, स्रुवावृक्ष, वैकङ्कत, वृक्ष, ग्रन्थिल तथा स्वादुकण्टक-ये **विकङ्कत** के नाम हैं।

१. करघाटक:-मु., करहाटक:-सो.नि.,नि.शे., म.नि.

वानस्पतिक नाम- *Flacourtia indica* (Burm.f.) Merr. **Syn**.- *Flacourtia ramontchi* L' Herit **कुल-** Flacourtiaceae **अंग्रेजी नाम-** Governer's plum

कुटज-इन्द्रयव-नामानि

कुटजश्चेन्द्रवृक्षश्च वृक्षक: पाण्डुरद्रुम:।
वरतिक्तो यवफलस्तथा शक्रयवोऽपि च।।३८।।

कुटज, इन्द्रवृक्ष, वृक्षक, पाण्डुरद्रुम एवं वरतिक्त-ये कुटज के नाम हैं तथा यवफल एवं शक्रयव-ये **इन्द्रयव** (कुटजबीज) के नाम हैं।

वानस्पतिक नाम- *Holarrhena pubescens* Wall. ex G.Don **Syn.-** *Holarrhena antidysenterica* (L.) Wall. ex DC. **कुल-** Apocynaceae **अंग्रेजी नाम-** Ivory tree

पाठानामानि

पाठाम्बष्ठा वनतिक्ता पाचनी दीपनी तथा।
चेलिका स्थावरी[1] चैव यूषपर्णी च कीर्तिता।।३९।।

पाठा, अम्बष्ठा, वनतिक्ता, पाचनी, दीपनी, चेलिका, स्थावरी तथा यूषपर्णी-ये **पाठा** के नाम हैं।

वानस्पतिक नाम- *Cissampelos pareira* L. **Syn.-** *Cissampelos argentea* Kunth. **कुल-** Menispermaceae **अंग्रेजी नाम-** Velvet leaf

पाटलानामानि

पाटला कालवृन्ता च ताम्रपुष्पा फलेरुहा।
वसन्तदूती स्थाली च सैव तोयाधिवासिनी।।४०।।

पाटला, कालवृन्ता, ताम्रपुष्पा, फलेरुहा, वसन्तदूती, स्थाली तथा तोयाधिवासिनी-ये **पाटला** के नाम हैं।

वानस्पतिक नाम- *Stereospermum chelonoides* (L.f.) DC **Syn.-** *Stereospermum suaveolens* (Roxb.) DC **कुल-** Bignoniaceae **अंग्रेजी नाम-**Trumpet tree flower

मूर्वानामानि

मूर्वा मधुरसा चैव लघुपर्णी पृथक्त्वचा।
मध्वाशया मधुवती देवश्रेणी च कीर्तिता।।४१।।

१. स्थावरी-मु., स्थापनी-कै.नि., च.नि., ध.नि.

मूर्वा, मधुरसा, लघुपर्णी, पृथक्त्वचा, मध्वाशया, मधुवती तथा देवश्रेणी-ये **मूर्वा** के नाम हैं।

विशेष- आधुनिक विद्वान् *Marsdenia tenacissima* (Roxb.) Moon से मूर्वा का ग्रहण करते हैं। लेकिन मूर्वा के लिए प्रयुक्त हुए पृथक्पर्णिका व पीलुपर्णी आदि नामों के लक्षण *Marsdenia tenacissima* (Roxb.) Moon में घटित नहीं होते हैं। अतः इसे मूर्वा मानना अनुचित है।

सप्तपर्णनामानि

सप्तपर्णो बृहत्त्वक्को गुच्छपुष्पोऽपि चोच्यते।
सप्तच्छदः शुक्तिपर्णच्छत्रपर्णश्च शब्दितः।।४२।।

सप्तपर्ण, बृहत्त्वक्, गुच्छपुष्प, सप्तच्छद, शुक्तिपर्ण तथा छत्रपर्ण-ये **सप्तपर्ण** के नाम हैं।

वानस्पतिक नाम- *Alstonia scholaris* (L.) R. Br. **Syn.-** *Echites scholaris* L. **कुल-** Apocynaceae **अंग्रेजी नाम-** Devil tree

निम्बनामानि

निम्बश्च पिचुमर्दश्च हिङ्गुनिर्यासकस्तथा।
अरिष्टः सर्वतोभद्रो यवनेष्टश्च[१] कीर्तितः।।४३।।

निम्ब, पिचुमर्द, हिङ्गुनिर्यासक, अरिष्ट, सर्वतोभद्र तथा यवनेष्ट-ये **निम्ब** के नाम हैं।

वानस्पतिक नाम- *Azadirachta indica* A.Juss. **Syn.-** *Antelaea azadirachta* (L.) Adelb. **कुल-** Meliaceae **अंग्रेजी नाम-** Neem tree

कुरण्टकनामानि

दासीकुरण्टको बाणो मृदुकण्टक एव च।
सैरीयकः सहचरः पर्णाढ्यश्च विभाषितः।।४४।।

दासीकुरण्टक, बाण, मृदुकण्टक, सैरीयक, सहचर तथा पर्णाढ्य- ये **कुरण्टक** (पीत सैरेयक) के नाम हैं।

वानस्पतिक नाम- *Barleria prionitis* L. **Syn.-** *Barleria coriacea* Oberm. **कुल-** Acanthaceae **अंग्रेजी नाम-** Crossandra

१. यवनेतश्च-मु., यवनेष्टश्च-सो.नि.,कै.नि.

गुडूचीनामानि

गुडूच्यमृतवल्ली च कुण्डली मधुपर्ण्यपि।
तथा छिन्नरुहा चापि शब्दैः पर्यायवाचकैः।।४५।।

गुडूची, अमृतवल्ली, कुण्डली, मधुपर्णी तथा छिन्नरुहा-ये **गुडूची** के नाम हैं।

वानस्पतिक नाम- *Tinospora cordifolia* (Willd.) Miers **Syn.-** *Menispermum cordifolium* Willd. **कुल-** Menispermaceae **अंग्रेज़ी नाम-** Tinospora

चित्रकनामानि

चित्रको द्वीपिको व्यालः शिखी वैश्वानरोऽग्निकः।
वली कोलो हुताशश्च वह्निनामा च कीर्तितः।।४६।।

चित्रक, द्वीपिक, व्याल, शिखी, वैश्वानर, अग्निक, वली, कोल, हुताश तथा वह्निनामा (वह्नि/अग्नि के सभी पर्याय)–ये **चित्रक** के नाम हैं।

वानस्पतिक नाम- *Plumbago zeylanica* L. **Syn.-** *Plumbago scandens* L. **कुल-** Plumbaginaceae **अंग्रेजी नाम-** Ceylon leadwort

शार्ङ्गेष्टानामानि

शार्ङ्गेष्टा काकतिक्ता च वायस्युष्ट्राण्डिका च सा।
अङ्गारवल्ली कटुका ध्वाङ्क्षवल्ल्यपि चोच्यते।।४७।।

शार्ङ्गेष्टा, काकतिक्ता, वायसी, उष्ट्राण्डिका, अङ्गारवल्ली, कटुका तथा ध्वाङ्क्षवल्ली-ये **शार्ङ्गेष्टा** के नाम हैं।

करञ्जनामानि

करञ्जो नक्तमालश्च तथा गुच्छककण्टकः।
प्रकीर्यो मञ्जरीपुष्पस्तथा स्निग्धकरञ्जकः।।४८।।

करञ्ज, नक्तमाल, गुच्छककण्टक, प्रकीर्य, मञ्जरीपुष्प तथा स्निग्धकरञ्जक-ये **करञ्ज** के नाम हैं।

वानस्पतिक नाम- *Millettia pinnata* (L.) Panigrahi **Syn.-***Pongamia pinnata* (L.) Pierre.; *Derris indica* (Lam.) Bennet **कुल-** Fabaceae **अंग्रेजी नाम-** Pongam oil tree

पूतिकरञ्जनामानि

करञ्जः पूतिकाह्वश्च सुमना मातृनन्दनः।
उदकीर्यश्च कथितश्चिरबिल्वश्च शब्दितः।।४९।।

करञ्ज, पूतिकाह्व, सुमना, मातृनन्दन, उदकीर्य तथा चिरबिल्व-ये **पूतिकरञ्ज** के नाम हैं।

वानस्पतिक नाम- *Holoptelea integrifolia* (Roxb.) Planch. **Syn.-** *Ulmus integrifolia* Roxb. **कुल-** Ulmaceae **अंग्रेजी नाम-** Indian Elm

पटोलनामानि

पटोलो वरतिक्तश्च कुलकः कर्कशच्छदः।
अमृतफलस्तिक्तरसः स च राजफलः स्मृतः।।५०।।

पटोल, वरतिक्त, कुलक, कर्कशच्छद, अमृतफल, तिक्तरस तथा राजफल-ये **पटोल** के नाम हैं।

वानस्पतिक नाम- *Trichosanthes dioica* Roxb. **Syn.-** *Anguina dioica* (Roxb.) Kuntz. **कुल-** Cucurbitaceae **अंग्रेजी नाम-** Pointed gourd

किराततिक्तनामानि

किराततिक्तं भूनिम्बं कटुतिक्तमथापि च।
अनार्यतिक्तमपि च पर्णहीनश्च शब्दितः।।५१।।

किराततिक्त, भूनिम्ब, कटुतिक्त, अनार्यतिक्त तथा पर्णहीन-ये **किराततिक्त** के नाम हैं।

वानस्पतिक नाम- *Swertia chirayita* (Roxb.) H.Karst. **Syn.-** *Gentiana chirayita* Roxb. **कुल-** Gentianaceae **अंग्रेजी नाम-** Chiretta

सुषवीनामानि

सुषवी तोयवल्ली च राजवल्ल्यफलाऽपि च।
तथा रञ्जनवल्ली च बृहद्वल्ली च शब्दिता।।५२।।

सुषवी, तोयवल्ली, राजवल्ली, अफला, रञ्जनवल्ली तथा बृहद्वल्ली-ये **सुषवी** के नाम हैं।

आरग्वधादिरित्येष गण: श्लेष्मविषापह:।

मेहकुष्ठज्वरवमीकण्डूघ्नो व्रणशोधन:।।५३।।

यह आरग्वधादिगण श्लेष्म, विष, मेह, कुष्ठ, ज्वर, वमी व कण्डू का नाश करता है तथा व्रण का शोधन करता है।

★ ★ ★

अथ सालसारादिगण:

साल-सालसार-नामानि

सालसारश्च सारश्च सालनिर्यास एव च।
कार्तिवृक्षो दीर्घवृक्ष: शल्याशी श्रीकरस्तथा।।५४।।

सालसार, सार व सालनिर्यास-ये **सालनिर्यास** के नाम हैं तथा कातिवृक्ष, दीर्घवृक्ष, शल्याशी व श्रीकर-ये **साल** के नाम हैं।

वानस्पतिक नाम- *Shorea robusta* Gaertn. **कुल:** Dipterocarpaceae **अंग्रेजी नाम-** Oleoresin of Sal tree

अजकर्णनामानि

अजकर्णश्च सर्जश्च कषायी रञ्जनद्रुम:।
हयकर्णो बस्तकर्णो लतावृक्षश्च शब्दित:।।५५।।

अजकर्ण, सर्ज, कषाय, रञ्जनद्रुम, हयकर्ण, बस्तकर्ण तथा लतावृक्ष-ये **अजकर्ण** के नाम हैं।

वानस्पतिक नाम- *Vateria indica* L. **कुल-** Dipterocarpaceae **अंग्रेजी नाम-** White Damar

खदिरनामानि

खदिरो बालपत्रश्च दन्तधावन एव च।
गायत्री रक्तसारश्च शल्य: कुटिलकण्टक:।।५६।।

खदिर, बालपत्र, दन्तधावन, गायत्री, रक्तसार, शल्य तथा कुटिलकण्टक-ये **खदिर** के नाम हैं।

वानस्पतिक नाम- *Acacia catechu* (L.f.) Willd. **Syn.-** *Mimosa catechu* L. **कुल-** Mimosaceae **अंग्रेजी नाम-** Black Catechu

कदरनामानि

कदर: खदिराकार: श्यामसारस्तथैव च।
कालस्कन्ध: सारशल्य: खदिराह्वश्च शब्दित:।।५७।।

कदर, खदिराकार, श्यामसार, कालस्कन्ध, सारशल्य तथा खदिराह्व-ये **कदर** के नाम हैं।

वानस्पतिक नाम- *Acacia polyacantha* Willd. **Syn.-** *Acacia suma* kurz. **कुल-** Mimosaceae **अंग्रेजी नाम-** White cutch tree

क्रमुकनामानि

खपुरः[१] कम्बुकश्चैव[२] तथा क्रमुक एव च।
कषायफलपुष्पश्च गुडपुष्पफलस्तथा।।५८।।

खपुर, कम्बुक, क्रमुक, कषायफल, कषायपुष्प, गुडपुष्प तथा गुडफल-ये **क्रमुक** के नाम हैं।

वानस्पतिक नाम- *Areca catechu* L. **Syn.-** *Areca hortensis* Lour. **कुल-** Arecaceae **अंग्रेजी नाम-** Betel nut palm

भूर्जनामानि

भुजो भूर्जश्च सारश्च बहुत्वक्कः स्थिरच्छदः।
छत्रपत्रो भूर्जपत्रो मृदुत्वक्कश्च कीर्तितः।।५९।।

भुज, भूर्ज, सार, बहुत्वक्क, स्थिरच्छद, छत्रपत्र, भूर्जपत्र तथा मृदुत्वक्क-ये **भूर्ज** के नाम हैं।

वानस्पतिक नाम- *Betula utilis* D.Don **Syn.-** *Betula bhojpattra* Wall. **कुल-** Betulaceae **अंग्रेजी नाम-** Himalayan silver birch

मेषशृङ्गीनामानि

मेषशृङ्गी मेढ्रशृङ्गी यादवृक्षो[३] ग्रहस्तथा।
चक्षुर्बहुल शृङ्गी च तथा वै वृक्क एव च।।६०।।

मेषशृङ्गी, मेढ्रशृङ्गी, यादवृक्ष, ग्रह, चक्षुर्बहुल, शृङ्गी तथा वृक्क-ये **मेषशृङ्गी** के नाम हैं।

वानस्पतिक नाम- *Dolichandrone falcata* (Wall. ex DC.) Seem.**Syn.-** *Dolichandrone lawii* Seem **कुल-** Dignoniaceae **अंग्रेजी नाम-** Medhshingi

---

१. खपूक-मु., खपुरं-ध.नि.,कै.नि.
२. कपुकश्चैव-मु., कम्बुकश्चैव-च.नि.
३. यादवृक्षो-मु., पादवृक्षो-कै.नि.

तिनिशनामानि

तिनिशः स्यन्दनो नेमी गन्धसारो रथद्रुमः।
अश्मगर्भश्च पठितश्चक्रसंवरणस्तथा।।६१।।

तिनिश, स्यन्दन, नेमी, गन्धसार, रथद्रुम, अश्मगर्भ तथा चक्रसंवरण-ये **तिनिश** के नाम हैं।

वानस्पतिक नाम- *Ougeinia oojeinensis* (Roxb.) Hochr. **Syn.-** *Ougeinia dalbergioides* Benth., **कुल-** Fabaceae **अंग्रेजी नाम-** Sandan

चन्दननामानि

चन्दनस्ताम्रवृक्षश्च ताम्रसारः किरातजः।
शीतो भद्रश्रियो रक्तो गोशीर्षो हरिचन्दनम्।।६२।।

चन्दन, ताम्रवृक्ष, ताम्रसार, किरातज, शीत, भद्रश्रिय, रक्त, गोशीर्ष तथा हरिचन्दन-ये **चन्दन** के नाम हैं।

वानस्पतिक नाम- *Santalum album* L. **कुल-** Santalaceae **अंग्रेजी नाम:** Sandal wood

रक्तचन्दननामानि

कुचन्दनो रक्तसारो भार्यावृक्षश्च शब्दितः।
जघन्यश्चन्दनश्चैव ककुद्यसनपुष्पकः।।६३।।

कुचन्दन, रक्तसार, भार्यावृक्ष, जघन्यचन्दन, ककुदी तथा असनपुष्पक-ये **रक्तचन्दन** के नाम हैं।

वानस्पतिक नाम- *Pterocarpus santalinus* L.f. **Syn.-** *Lingoum santalinum* (L.f.) Kuntze **कुल-** Fabaceae **अंग्रेजी नाम-** Red Sandal Wood

शिंशपानामानि

शिंशपा कृष्णसारा च भस्मगर्भावसादनी।
तीक्ष्णधूमाङ्गारसारा गुरुसारा च कीर्तिता।।६४।।

शिंशपा, कृष्णसारा, भस्मगर्भा, अवसादनी, तीक्ष्णधूमा, अङ्गारसारा तथा गुरुसारा-ये **शिंशपा** के नाम हैं।

वानस्पतिक नाम- *Dalbergia sissoo* Roxb. ex DC. **Syn.-** *Amerimnon sissoo* (Roxb. ex DC.) Kuntze. **कुल-** Fabaceae **अंग्रेजी नाम-** Shisham

शिरीषनामानि

शिरीषो मृदुपुष्पश्च वृत्तपुष्पस्तथैव च।
भाण्टी[1] शुकाभपुष्पश्च शिखिनीफल एव च।।६५।।

शिरीष, मृदुपुष्प, वृत्तपुष्प, भाण्टी, शुकाभपुष्प तथा शिखिनीफल-ये **शिरीष** के पर्याय हैं।

वानस्पतिक नाम- *Albizia lebbeck* (L.) Benth. **Syn.-** *Acacia lebbek* (L.) Willd. **कुल-** Mimosaceae **अंग्रेजी नाम:** Lebbeck tree

असननामानि

असनो बीजकश्चैव कृष्णवृक्षस्तथैव च।
तिष्यवृक्षः पुष्पवृक्षो नीलनिर्यास एव च।।६६।।

असन, बीजक, कृष्णवृक्ष, तिष्यवृक्ष, पुष्पवृक्ष तथा नीलनिर्यास- ये **असन** के पर्याय हैं।

वानस्पतिक नाम- *Pterocarpus marsupium* Roxb. **Syn.-** *Pterocarpus marsupium f. acuminata* (Prain) Prain **कुल-** Fabaceae **अंग्रेजी नाम-** Indian Kino tree

धवनामानि

धवश्च पाण्डुवृक्षश्च शुक्लवृक्षस्तथैव च।
गौरश्च शकटाक्षश्च कषायमधुरत्वचः।।६७।।

धव, पाण्डुवृक्ष, शुक्लवृक्ष, गौर, शकटाक्ष, कषायत्वक् तथा मधुरत्वक्-ये **धव** के पर्याय हैं।

वानस्पतिक नाम- *Anogeissus latifolia* (Roxb.ex DC.) Wall. ex Bedd. **Syn.-** *Conocarpus latifolia* DC. **कुल-** Combretaceae **अंग्रेजी नाम-** Axle wood tree

अर्जुननामानि

अर्जुनः ककुभश्चैव नदीसर्जो धनञ्जयः।
मधुगन्धिकपुष्पश्च किरीटी फाल्गुनस्तथा।।६८।।

अर्जुन, ककुभ, नदीसर्ज, धनञ्जय, मधुगन्धिकपुष्प, किरीटी तथा फाल्गुन-ये **अर्जुन** के पर्याय हैं।

---

१. भाण्टी-मु., भाण्डी-सो.नि.

वानस्पतिक नाम- *Terminalia arjuna* (Roxb. ex DC.) Wight & Arn. **कुल-** Combretaceae **अंग्रेजी नाम-** Arjuna myrobalan

नक्तमालः करञ्जश्च पूर्वनामारग्वधादौ।

नक्तमाल (करञ्ज) तथा करञ्ज (पूतिकरञ्ज) के नाम पहले (४८-४९) आरग्वधादिगण में कह दिए गए हैं।

अश्वकर्णनामानि

अश्वकर्णस्तथा कार्श्यः कुसीदो[१] दीर्घपत्रकः।
आरण्यो दीर्घवृक्षश्च हयकर्णश्च शब्दितः।।६९।।

अश्वकर्ण, कार्श्य, कुसीद, दीर्घपत्रक, आरण्य, दीर्घवृक्ष तथा हयकर्ण-ये **अश्वकर्ण** के पर्याय हैं।

वानस्पतिक नाम- *Dipterocarpus turbinatus* C.F.Gaertn **Syn.-** *Dipterocarpus jourdainii* Pierre ex Laness. **कुल-** Dipterocapaceae **अंग्रेजी नाम-** Garjan

अगुरुनामानि

अगुरुर्वंशकं कृष्णं शीर्षकं मृदुकं ग्रहः।
नरेन्द्रार्हरजो लोहं क्रिमिजग्धं वरद्रुमम्।।७०।।

अगुरु, वंशक, कृष्ण, शीर्षक, मृदुक, ग्रह, नरेन्द्रार्ह, रजस्, लोह, क्रिमिजग्ध तथा वरद्रुम-ये **अगरु** के पर्याय हैं।

वानस्पतिक नाम- *Aquilaria malaccensis* Lam. **Syn.-** *Aquilaria agallochum* (Lour.) Roxb. ex Finl. **कुल-** Thymelaeaceae **अंग्रेजी नाम-** Eagle wood

कालेयकनामानि

कालेयकमसारञ्च पीतवर्णञ्च शब्दितम्।
वर्णप्रसादनञ्चैव लघुचन्दनमेव च।।७१।।

कालेयक, असार, पीतवर्ण, वर्णप्रसादन तथा लघुचन्दन- ये **कालेयक** (पीतचन्दन) के नाम हैं।

वानस्पतिक नाम- *Coscinium fenestratum* (Goetgh.) Colebr. **कुल-** Menispermaceae **अंग्रेजी नाम-** Tree trmeric

१. कुसीदो-मु., कुशिको-च.नि.,कै.नि.

सालसारादिरित्येष गणः कुष्ठविनाशनः।
मेहपाण्ड्वामयहरः कफमेदोविशोषणः।।७२।।

यह सालसारादिगण कुष्ठ, मेह व पाण्डुरोग को दूर करता है तथा कफ व मेद को सुखाता है।

★ ★ ★

अथ वरुणादिगणः

वरुणनामानि

वरुणः श्वेतपुष्पश्च तिक्तशाकद्रुमस्तथा।
सेतुद्रुमो रोध्रवृक्षः[१] कपाल[२]श्चापि शब्दितः।।७३।।

वरुण, श्वेतपुष्प, तिक्तशाक, शाकद्रुम, सेतुद्रुम, रोध्रवृक्ष तथा कपाल- ये **वरुण** के पर्याय हैं।

वानस्पतिक नाम- *Crateva nurvala* Buch.-Ham. **कुल-** Capparaceae **अंग्रेजी नाम-** Varu

आर्तगलनामानि

आर्तगलो भीषणकस्तर्क्कारी बहुकण्टकः।
जालिवृक्षो दुष्प्रधर्षः स्वादुतिक्तफलश्च सः।।७४।।

आर्तगल, भीषणक, तर्क्कारी, बहुकण्टक, जालिवृक्ष, दुष्प्रधर्ष, स्वादुफल तथा तिक्तफल-ये **आर्तगल** के पर्याय हैं।

वानस्पतिक नाम- *Xanthium strumarium* L. **Syn.-** *Xanthium abyssinicum* Wall. **कुल-** Asteraceae **अंग्रेजी नाम-** Cocklebur

शिग्रुनामानि

शिग्रुर्हरितशाकश्च मतो वै मूलपत्रकः।
तथा बहलपत्रश्च तीक्ष्णगन्धश्च कीर्तितः।।७५।।

शिग्रु, हरितशाक, मूलपत्रक, बहलपत्र तथा तीक्ष्णगन्ध-ये **शिग्रु** के पर्याय हैं।

वानस्पतिक नाम- *Moringa oleifera* Lam. **Syn.-** *Moringa pterygosperma* Gaertn. **कुल-** Moringaceae **अंग्रेजी नाम-** Drum stick tree

मधुशिग्रुनामानि

मधुशिग्रुस्तथा चैव शोभाञ्जनक एव च।
बहलत्वक् तिक्तगन्धो विशदद्रुम एव च।।७६।।

मधुशिग्रु, शोभाञ्जनक, बहलत्वक्, तिक्तगन्ध तथा विशदद्रुम-ये **मधुशिग्रु** के पर्याय हैं।

---

१. रिहवृक्षः-मु., रोध्रवृक्ष-च.नि.,स.नि.

२. कपाल-मु., तमाल-रा.नि., च.नि.

वानस्पतिक नाम- *Moringa concanensis* Nimmo **कुल-** Moringaceae **अंग्रेजी नाम-** Sweet drum stick tree

तर्कारीनामानि

तर्कारी वैजयन्ती च जयारणिक एव च।
अग्निनिर्मथनी चैव विजया च प्रकीर्तिता।।७७।।

तर्कारी, वैजयन्ती, जया, अरणिक, अग्निनिर्मथनी तथा विजया-ये **तर्कारी** के पर्याय हैं।

वानस्पतिक नाम- *Clerodendrum multiflorum* (Burm.f.) O. Kuntze **Syn**.- *Clerdendrum phlomidis* L.f. **कुल-** Verbenaceae **अंग्रेजी नाम-** Arni

मेषशृङ्गी पूर्वनामा सालसारादौ।

मेषशृङ्गी के नाम पहले (६०) सालसारादिगण में कह दिए गए हैं।

नक्तमाल: पूर्वनामारग्वधादौ व्याख्यात:।

नक्तमाल (करञ्ज) के नाम पहले (४८) आरग्वधादिगण में कह दिए गए हैं।

मोरटनामानि

मोरट: कोलपुष्पश्च[1] पीलुपत्रश्च शब्दित:।
घनमूलो दीर्घमूलो मूरुङ्गश्च प्रकीर्तित:।।७८।।

मोरट, कोलपुष्प, पीलुपत्र, घनमूल, दीर्घमूल तथा मूरुङ्ग-ये **मोरट** के पर्याय हैं।

वानस्पतिक नाम- *Maerua oblongifolia* (Forsk.) A. Rich. **Syn.-** *Maerua arenaria* Hook.f. & Th. **कुल-** Capparidaceae **अंग्रेजी नाम-** Earth sugar root

अग्निमन्थनामानि

अग्निमन्थो हविर्मन्थो गन्धपत्रश्च कीर्तित:।
बालनो[2] गन्धवृत्तश्च तेजोमन्थश्च शब्दित:।।७९।।

अग्निमन्थ, हविर्मन्थ, गन्धपत्र, बालन, गन्धवृत्त तथा तेजोमन्थ-ये **अग्निमन्थ** के पर्याय हैं।

---

१. कोल इति अङ्कोलपर्याय:।

२. बालनो-मु., ज्वलनो-स.नि.

वानस्पतिक नाम- *Premna serratifolia* L. **Syn.**-*Premna obtusifolia* R. Br. **कुल-** Verbenaceae **अंग्रेजी नाम-**Headache tree

सैरीयकनामानि

सैरीयको दासकुरण्टक: पूर्वनामारग्वधादौ व्याख्यात:,
द्वितीयसैरीयकस्तु-

सैरीयक=दासकुरण्टक (पीत सैरीयक) पहले (४४) आरग्वधादिगण में आ चुका है। द्वितीय सैरीयक के पर्याय इस प्रकार हैं-

नीलसैरीयकनामानि

सैरीयकी नीलपुष्पोऽम्लानो बाणश्च शब्दित:।
राजसैरीयकश्चैव केशरञ्जनकोऽपि च।।८०।।

सैरीयक, नीलपुष्प, अम्लान, बाण, राजसैरीयक तथा केशरञ्जनक-ये **नीलसैरीयक** के पर्याय हैं।

टिप्पणी-सुश्रुत संहिता सूत्र स्थान में आचार्य डल्हण ने दासीकुरण्टक को नीलपुष्प सैरीयक का पर्याय माना है[१] जबकि यहाँ यह नाम पीतसैरीयक के पर्यायों में आया है। पर्यायरत्नमाला[२] एवं चन्द्रनिघण्टु[३] में भी दासीकुरण्टक को पीतसैरीयक का ही पर्याय माना है।

वानस्पतिक नाम- *Barleria strigosa* Willd. **Syn.**- *Barleria caerulea* Roxb. **कुल-** Acanthaceae **अंग्रेजी नाम-** Blue barleria

बिम्बीनामानि

बिम्बी च तुण्डिकेरी च प्रवालाभफलेति च।
ओष्ठोपमफला चैव कोह्ला चापि प्रकीर्तिता।।८१।।

बिम्बी, तुण्डिकेरी, प्रवालाभफला, ओष्ठोपमफला तथा कोह्ला- ये **बिम्बी** (कुन्दुरु) के नाम हैं।

वानस्पतिक नाम- *Coccinia indica* W. & A. **Syn.**- *Coccinia grandis.* (L.) Voigt **कुल-** Cucurbitaceae **अंग्रेजी नाम-** Ivy gourd

---

१. कुरुण्टक: पीतपुष्प:, 'कण्टाशेलुआ' इति लोके; नीलपुष्प: स एव दासीकुरुण्टक:-(सु.सू.-३८.६)

२. वीर: सहचर: पीतपुष्पो दासीकुरण्टक:।- प.र.-१५२

३. दासीकुरण्टकोऽम्लान: पर्णाढ्य: कुरवस्तथा। - च.नि.-१६.५

चित्रक आरग्वधादौ।।

चित्रक पहले (४६) आरग्वधादिगण में आ चुका है।

बिल्वनामानि

बिल्वो महाफलश्चैव शलाटुद्रुम एव च।
पूतिवातो मलफलो नीलमल्लिक एव च।।८२।।

बिल्व, महाफल, शलाटुद्रुम, पूतिवात, मलफल तथा नीलमल्लिक-ये **बिल्व** के पर्याय हैं।

वानस्पतिक नाम *Aegle marmelos* (L.) Corrêa; **Syn.**- *Crateva marmelos* L.**कुल-** Rutaceae **अंग्रेजी नाम-** Bengal quince

अजशृङ्गीनामानि

अजशृङ्गी बस्तशृङ्गी तिक्तदुग्धाऽक्षिभेषजा।
विषाणिका मेषशृङ्गी शत्रुसेनीति[१] चोच्यते।।८३।।

अजशृङ्गी, बस्तशृङ्गी, तिक्तदुग्धा, अक्षिभेषजा, विषाणिका, मेषशृङ्गी तथा शत्रुसेनी-ये **अजशृङ्गी** के पर्याय हैं।

वानस्पतिक नाम- *Gymnema sylvestre* (Retz.) R.Br. ex Sm. **Syn.**- *Marsdenia sylvestris* (Retz.) P.I.Forst. **कुल-** Asclepiadaceae **अंग्रेजी नाम-** Periploca of the woods

बृहतीद्वयं विदारिगन्धादौ।।

बृहतीद्वय (लघु कण्टकारी व स्थूल कण्टकारी) पहले (२५-२६) में आ चुकी है।

वरुणादिर्गणो ह्येष कफमेदोविशोषण:।
विनिहन्ति शिर:शूलं गुल्माभ्यन्तरविद्रधीन्।।८४।।

यह वरुणादिगण कफ और मेद को सुखाता है तथा शिर:शूल, गुल्म व आभ्यन्तरविद्रधि को दूर करता है।

★ ★ ★

१. सुतश्रेणी इति स्यात्।

अथ वीरतरादिगणः

वीरतरुनामानि

वीरतरो वीरतरुर्बहुधारक एव च।
लून्तको दीर्घमूलश्च दृढमूलस्तथैव च।।८५।।

वीरतर, वीरतरु, बहुधारक, लून्तक, दीर्घमूल तथा दृढमूल-ये **वीरतरु** के पर्याय हैं।

वानस्पतिक नाम- *Dichrostachys cinerea* (L.) W. & A. **Syn.-** *Mimosa cinerea* L. **कुल-** Mmosaceae **अंग्रेजी नाम-** Kalahari christmas tree

वृक्षादनीनामानि

वृक्षादनी वृक्षरुहा पादपारोहिणी तथा।
शैखरी वृक्षभक्षा च नीलवल्ली च शब्दिता।।८६।।

वृक्षादनी, वृक्षरुहा, पादपारोहिणी, शैखरी, वृक्षभक्षा तथा नीलवल्ली- ये **वृक्षादनी** के पर्याय हैं।

वानस्पतिक नाम- *Dendrophthoe falcata* (L.f.) Ettingsh. **Syn.-** *Dendrophthoe bicolor* (Roxb.) Mart. **कुल-** Loranthaceae **अंग्रेजी नाम-** Honey Suckle Mistletoe

गुन्द्रानामानि

गूढवृन्तः तृणश्चैव कुत्थः कून्थस्तथैव च।
शृङ्गवेरकमूलश्च तथा गुण्ठतृणश्च सः।।८७।।

गूढवृन्त, तृण, कुत्थ, कून्थ, शृङ्गवेरकमूल तथा गुण्ठतृण-ये **गुन्द्रा** के पर्याय हैं।

वानस्पतिक नाम- *Typha australis* K.Schum. & Thonner **Syn.-** *Typha angustifolia var. angustata* Jordanov. **कुल-** Typhaceae **अंग्रेजी नाम-** Indian Reed Mace

नलनामानि

नलोऽथ नीरुजश्चैव सुषिरो मृदुपुष्पकः।
नलेरकोऽथ नलको नालिकोऽथ विभावितः।।८८।।

नल, नीरुज, सुषिर, मृदुपुष्पक, नलेरक, नलक तथा नालिक-ये **नल** के पर्याय हैं।

वानस्पतिक नाम- *Phragmites karka* (Retz.) Trin. ex Steud. **Syn.**- *Arundo karka* Retz. **कुल-** Poaceae **अंग्रेजी नाम-** Giant bambooreed

दर्भनामानि

कुशदर्भः श्वेतदर्भः पूतिदर्भश्च शब्दितः।
याज्ञेयश्च समन्त्रश्च ह्रस्वदर्भस्तथैव च।।८९।।

कुशदर्भ, श्वेतदर्भ, पूतिदर्भ, याज्ञेय, समन्त्र तथा ह्रस्वदर्भ-ये **दर्भ** के पर्याय हैं।

वानस्पतिक नाम- *Imperata cylindrica* (L.) Raeusch. **Syn.**- *Imperata arundinacea* Cirillo.; *Imperata cylindrica* (L.) P. Beauv. **कुल-**Poaceae **अंग्रेजी नाम-** Cotton wool grass

काशनामानि

काशः काकेक्षुकश्चैव काण्डेक्षुर्वायसेक्षुकः।
श्वेतचामरपुष्पश्च तथेक्षुकुसुमश्च सः।।९०।।

काश, काकेक्षुक, काण्डेक्षु, वायसेक्षुक, श्वेतचामरपुष्प तथा इक्षुकुसुम-ये **काश** के पर्याय हैं।

वानस्पतिक नाम- *Saccharum spontaneum* L. **Syn.**- *Saccharum caducum* Tausch **कुल-** Poaceae **अंग्रेजी नाम-** Thatch Grass

अश्मभेदनामानि

अश्मभेदः शिलाभेदी तथा चोपलभेदकः।
पाषाणभेदकश्चैव तथा प्रस्तरभेदकः।।९१।।

अश्मभेद, शिलाभेदी, उपलभेदक, पाषाणभेदक तथा प्रस्तरभेदक-ये **अश्मभेद** के पर्याय हैं।

वानस्पतिक नाम- *Bergenia ciliata* (Haw.) Sternb. **Syn.**- *Bergenia ligulata* var. *cliata* (Royle) Engl. **कुल-** Saxifragaceae **अंग्रेजी नाम-** Elephant ears

अग्निमन्थो वरुणादौ व्याख्यात:।

अग्निमन्थ पहले(७९) वरुणादिगण में आ चुका है।

वसुकनामानि

वसुक: किण्वमूलश्च बुक ईश्वरमल्लिका।
अलश्च कुलपुष्पश्च पाण्डुरीशप्रियस्तथा।।९२।।

वसुक, किण्वमूल, बुक, ईश्वरमल्लिका, अल, कुलपुष्प, पाण्डु तथा ईशप्रिय-ये **वसुक** के पर्याय हैं।

वानस्पतिक नाम- *Osmanthus fragrans* Lour. **Syn.-** *Notelaea posua* D.Don **कुल-**Oleaceae **अंग्रेजी नाम-** Fragrant olive

वशिरनामानि

वशिर: सर्वदापुष्प: सैव मर्कटपिप्पली।
करम्भ: पार्वतेयश्च शब्दै: पर्यायवाचकै:।।९३।।

वशिर, सर्वदापुष्प, मर्कटपिप्पली, करम्भ तथा पार्वतेय-ये **वशिर** के पर्याय हैं।

श्योनाकनामानि

भल्लूकष्टुण्टुकश्चैव श्योनाक: ककुदी तथा।
दीर्घवृन्तफलश्चैव तथा गोपांशुकाफल:।।९४।।

भल्लूक, टुण्टुक, श्योनाक, ककुदी, दीर्घवृन्तफल , गोपफल तथा अंशुकफल- ये **श्योनाक** के नाम हैं।

वानस्पतिक नाम- *Oroxylum indicum* (L.) Kurz; **Syn.-** *Bignonia indica* L.; **कुल-** Bignoniaceae; **अंग्रेजी नाम-** Indian trumpet tree.

कुरण्टिकानामानि

कुरुटिका क्षेत्रभूषा तथा मस्तकमञ्जर:।
कृष्णसूक्ष्मफला चैव तथा क्षेत्रविनाशिनी।।९५।।

कुरुटिका, क्षेत्रभूषा, मस्तकमञ्जर, कृष्णफला, सूक्ष्मफला तथा क्षेत्रविनाशिनी-ये **कुरण्टिका** के नाम हैं।

वानस्पतिक नाम- *Celosia argentea* L. **Syn.-** *Amaranthus cristatus* Noronha **कुल-** Amaranthaceae **अंग्रेजी नाम-** Common Cockscomb

इन्दीवरनामानि

इन्दीवरश्च श्रेणी च पुष्पमञ्जरिकेति च।
दीर्घवृन्तफला चैव तथा कर्कशशालिका।।१६।।

इन्दीवर, श्रेणी, पुष्पमञ्जरिका, दीर्घवृन्तफला तथा कर्कशशालिका- ये **इन्दीवर**(उत्तमारणी) के नाम हैं।

वानस्पतिक नाम- *Pergularia daemia* (Forsk.) Choiv. **Syn.-** *Pergularia extensa* N.E.Br., *Daemia extensa* R. Br. **कुल-** Asclepiadaceae **अंग्रेजी नाम-** Pergularia

सुवर्चलानामानि

कपोतवङ्का पार्था च रविभक्ता सुवर्चला।
सूर्यकान्ता च विख्याता शब्दैः पर्यायवाचकैः।।१७।।

कपोतवङ्का, पार्था, रविभक्ता, सुवर्चला तथा सूर्यकान्ता-ये **सुवर्चला** के नाम हैं।

वीरतरादिरित्येष गणो वातविकारनुत्।
अश्मरीशर्कराघ्नोऽथ मूत्रकृच्छ्ररुजापहः।।१८।।

यह वीरतरादिगण वातविकार, अश्मरी, शर्करा, मूत्रकृच्छ्र तथा मूत्राघात की वेदनाओं को नष्ट करता है।

★ ★ ★

अथ लोध्रादिगणः

लोध्रनामानि

लोध्रश्च श्वेतलोध्रश्च वल्कलं बहलत्वचम्।
लाक्षाप्रसादनञ्चैव महालोध्रञ्च शब्दितम्।।९९।।

लोध्र, श्वेतलोध्र, वल्कल, बहलत्वच, लाक्षाप्रसादन तथा महालोध्र-ये **लोध्र** के नाम हैं।

वानस्पतिक नाम- *Symplocos racemosa* Roxb. **Syn.-** *Symplocos intermedia* Brand **कुल-** Symplocaceae **अंग्रेजी नाम-** Californian cinchona

शाबरलोध्रनामानि

शाबरं वल्कलोध्रं च शीतरोध्रमथापि च।
अक्षिलोध्रञ्च विख्यातं तथातीसारभेषजम्।।१००।।

शाबर, वल्कलोध्र, शीतरोध्र, अक्षिलोध्र तथा अतीसारभेषज-ये **शाबरलोध्र** के नाम हैं।

वानस्पतिक नाम: *Symplocos paniculata* (Thunb.) Miq. **Syn.-** *Symplocos chinensis* (Lour.) Druce; *Symplocos crataegoides* Buch.-Ham **कुल-**Symplocaceae **अंग्रेजी नाम-** Sweet leaf

पलाशनामानि

पलाशः किंशुकः पर्णस्त्रिवृन्तो रक्तपुष्पकः।
याज्ञेयः पृथुशिम्बश्च समिद्वृक्षश्च शब्दितः।।१०१।।

पलाश, किंशुक, पर्ण, त्रिवृन्त, रक्तपुष्पक, याज्ञेय, पृथुशिम्ब तथा समिद्वृक्ष-ये **पलाश** के नाम हैं।

वानस्पतिक नाम- *Butea monosperma* (Lam.) Taub. **Syn.-** *Butea frondosa* Roxb. **कुल-** Fabaceae **अंग्रेजी नाम-**The Forest flame

कुटन्नटनामानि

कुटन्नटं परिवालं शुकाह्वं परिपेलवम्।
जीर्णबन्धं[१] दासपुरं पेलवं चापि शब्दितम्।।१०२।।

---

१. जीर्णबन्धं-मु., जीर्णबुध्नं-कै.नि., नि.शे.

कुटन्नट, परिवाल, शुकाह्व, परिपेलव, जीर्णबन्ध, दासपुर तथा पेलव-ये **कुटन्नट** के नाम हैं।

वानस्पतिक नाम- *Cyperus platyphyllus* Roem. & Schult. **Syn.-** *Cyperus maximus* Roxb. ex Nees **कुल-**Cyperaceae **अंग्रेजी नाम-** Egyptian grass

अशोकनामानि

अशोको वीतशोकश्च पिण्डीपुष्पस्तथैव च।
हेमपुष्पः कर्णपूरः शोकनाशन एव च।।१०३।।

अशोक, वीतशोक, पिण्डीपुष्प, हेमपुष्प, कर्णपूर तथा शोकनाशन-ये **अशोक** के नाम हैं।

वानस्पतिक नाम- *Saraca indica* L. **Syn.-** *Saraca asoca* (Roxb.) de Wilde **कुल-**Caesalpiniaceae **अंग्रेजी नाम-** Ashoka

काश्मरीनामानि

कट्फलः काश्मरी चैव श्रीपर्णी सर्वभद्रिका।
महिकुम्भा वराही च कुमुदा च प्रकीर्तिता।।१०४।।

कट्फल, काश्मरी, श्रीपर्णी, सर्वभद्रिका, महिकुम्भा, वराही तथा कुमुदा-ये **काश्मरी** (गम्भारी) के नाम हैं।

वानस्पतिक नाम- *Gmelina arborea* Roxb.; **कुल-** Verbenaceae; **अंग्रेजी नाम-** Malay beech wood.

एलवालुकनामानि

एलवालुकमालूकं हरिवालुकमेव च।
तथा कुतलुकञ्चैव कुष्ठगन्धिकमेव च।।१०५।।

एलवालुक, आलूक, हरिवालुक, कुतलुक तथा कुष्ठगन्धिक-ये **एलवालुक** के नाम हैं।

वानस्पतिक नाम- *Prunus cerasus* L. **Syn.-** *Cerasus caproniana* DC. **कुल-** Rosaceae **अंग्रेजी नाम-** Dwarf cherry

शल्लकीनामानि

शल्लकी गजभक्षा च ह्लादनी सुरभी रसा।
गन्धपत्रा कुन्दुरुकी तथा प्रोक्ता वसुस्रवा।।१०६।।

शल्लकी, गजभक्षा, ह्लादनी, सुरभी, रसा, गन्धपत्रा, कुन्दुरुकी तथा वसुस्रवा-ये **शल्लकी** के नाम हैं।

वानस्पतिक नाम- *Boswellia serrata* Roxb. ex Colebr. **Syn.-** *Boswellia glabra* Roxb. **कुल-** Burseraceae **अंग्रेजी नाम-** Indian olibanum tree extract

जिङ्गिनीनामानि

झिञ्झिणी जिङ्गिनी चैव मोदकी मञ्जरी[१] तथा।
पार्वती जातसारा च तथैव गुडमञ्जरी[२]।।१०७।।

झिञ्झिणी, जिङ्गिनी, मोदकी, मञ्जरी, पार्वती, जातसारा तथा गुडमञ्जरी-ये **जिङ्गिनी** के नाम हैं।

वानस्पतिक नाम- *Lannea coromandelica* (Houtt) Merr. **Syn.-** *Lannea grandis* (Dennst.) Engl., *Odina wodier* Roxb. **कुल-** Anacardiaceae **अंग्रेजी नाम-** Wodier tree

कदम्बनामानि

कदम्बो वृत्तपुष्पश्च तथा हलधरप्रियः।
प्रावृषः षट्पदेयश्च कादम्बर्यश्च शब्दितः। १०८।।

कदम्ब, वृत्तपुष्प, हलधरप्रिय, प्रावृष, षट्पदेय तथा कादम्बर्य-ये **कदम्ब** के नाम हैं।

वानस्पतिक नाम- *Neolamarckia cadamba* (Roxb.) Bosser **Syn.-** *Anthocephalus cadamba* (Roxb.) Miq.; *Nauclea cadamba* Roxb. **कुल-** Rubiaceae **अंग्रेजी नाम-** Wild Cinchona

कदलीनामानि

कदली दीर्घपत्रा च मोचा हस्तिविषाऽपि[३] च।
असारा[४] सुकुमारा च ख्याता च ग्रन्थिनी च सा।।१०९।।

१. मञ्जनी-मु., मञ्जरी-च.नि., सो.नि.
२. गुरुमञ्जनी-मु., गुडमञ्जरी-च.नि., सो.नि.
३. हस्तिविषापि-कै.नि., नि.शे., हस्तिविषाणी-रा.नि.
४. आसारा-मु.; असारा-शोधितपाठः चन्द्रनिघण्टोरनुसारेण; तथा च-निःसारा-ध.नि.; मुक्तसारा-

सौश्रुत-निघण्टु:

कदली, दीर्घपत्रा, मोचा, हस्तिविषा, असारा, सुकुमारा तथा ग्रन्थिनी-ये **कदली** के नाम हैं।

वानस्पतिक नाम- *Musa paradisiaca* L. **Syn.-** *Musa sapientum* L. **कुल-** Musaceae **अंग्रेजी नाम-** Banana tree

एष लोध्रादिको नाम्ना मेद:कफहरो गण:।
योनिदोषहर: स्तम्भी बल्यो विषविनाशन:।।११०।।

यह लोध्रादिगण मेद, कफ व योनिदोषों को दूर करने वाला, स्तम्भक, बलकारक तथा विषनाशक होता है।

★ ★ ★

च.नि.,कै.नि.

अथ अर्कादिगणः

अर्कनामानि

अर्कश्च रूषिक[1]श्चैव सदापुष्पश्च शब्दितः।
क्षतक्षीरी दुग्धिनिका तथा शुकफला च सा।।अर्कादिः१११।।

अर्क, रूषिक, सदापुष्प, क्षतक्षीरी, दुग्धिनिका तथा शुकफला-ये **अर्क** के नाम हैं।

वानस्पतिक नाम- *Calotropis procera* (Aiton) W.T. Aiton **Syn.-** *Asclepias procera* Aiton **कुल-** Asclepiadacea **अंग्रेजी नाम-** Rubber bush

अलर्कनामानि

अलर्को दीर्घपुष्पश्च मन्दारः कनरुषिकः[2]।
राजार्कः सूर्यसाह्वश्च विकीरणफलश्च सः।।अर्कादिः११२।।

अलर्क, दीर्घपुष्प, मन्दार, कनरूषिक, राजार्क, सूर्यसाह्व तथा विकीरणफल-ये **अलर्क** के नाम हैं।

वानस्पतिक नाम- *Calotropis gigantea* (L.) W.T. Aiton **Syn.-** *Asclepias gigantea* L. **कुल-** Asclepiadaceae **अंग्रेजी नाम-** Mudar

करञ्जद्वयमारग्वधादौ।

करञ्ज व पूतिकरञ्ज पहले (४८-४९) आरग्वधादिगण में आ चुके हैं।

नागदन्तीनामानि

नागदन्ती श्वेतगण्डी[3] मधुपुष्पा विशोधनी।
नागस्फटाच्छदा चैव विशल्या च प्रकीर्तिता।।अर्कादिः११३।।

नागदन्ती, श्वेतगण्डी, मधुपुष्पा, विशोधनी, नागस्फटाच्छदा तथा विशल्या-ये **नागदन्ती** के नाम हैं।

वानस्पतिक नाम- *Croton oblongifolius* Roxb. **कुल-** Euphorbiaceae **अंग्रेजी नाम-**Oblong leaved croton

---

१. रूषिक-मु.; रूपिका-च.नि.,कै.नि., ह.नि.
२. कनरूषिक:-मु.; गणरूपिका-च.नि.
३. श्वेतगण्डी-मु.; श्वेतघण्टा-रा.नि., अ.नि.

अपामार्गनामानि

मायूरको ह्यपामार्गः प्रत्यक्पुष्पी क्षवस्तथा।
खरमञ्जरिकाघाटः स चापामार्गको मतः।।अर्कादि:११४।।

मायूरक, अपामार्ग, प्रत्यक्पुष्पी, क्षव, खरमञ्जरिक, आघाट तथा अपामार्गक-ये **अपामार्ग** के नाम हैं।

वानस्पतिक नाम- *Achyranthes aspera* L. **Syn.-** *Achyranthes australis* R. Br. **कुल-** Amaranthaceae **अंग्रेजी नाम-** The prickly-chaff flower

भार्गीनामानि

भार्गी गर्दभशाका च महाबर्बरका च या।
अङ्गारवल्ली फञ्जी च पद्माऽपि परिकीर्तिता।।अर्कादि:११५।।

भार्गी, गर्दभशाका, महाबर्बरका, अङ्गारवल्ली, फञ्जी तथा पद्मा-ये **भार्गी** के नाम हैं।

वानस्पतिक नाम: *Rotheca serrata* (L.) Steane & Mabb. **Syn.-** *Clerodendrum serratum* (L.) Moon **कुल-** Verbenaceae **अंग्रेजी नाम-** Serrate glory bower

नाकुलीनामानि

रास्ना युक्तरसा चैव नाकुली गन्धनाकुली।
महासुगन्धा गन्धाढ्या सुरेष्टा कामचारिणी।।अर्कादि:११६।।

रास्ना, युक्तरसा, नाकुली, गन्धनाकुली, महासुगन्धा, गन्धाढ्या, सुरेष्टा तथा कामचारिणी-ये **नाकुली** के नाम हैं।

वानस्पतिक नाम- *Aristolochia indica* L. **Syn.-** *Aristolochia indica var. lanceolata* (Wight) Duch. **कुल-** Aristolochiaceae **अंग्रेजी नाम-** Indian birth wort

लाङ्गलीनामानि

इन्द्रपुष्पी लाङ्गलकी विद्युदुल्का च शब्दिता।
अग्निजिह्वाऽनलवपुस्तथा सा पुष्पसीकरा।।अर्कादि:११७।।

इन्द्रपुष्पी, लाङ्गलकी, विद्युदुल्का, अग्निजिह्वा, अनलवपु तथा पुष्पसीकरा-ये **लाङ्गली** के नाम हैं।

वानस्पतिक नाम- *Gloriosa superba* L. **Syn.-** *Gloriosa virescens* Lindl., **कुल-** Liliaceae **अंग्रेजी नाम-** The Glory lily

कटभीनामानि

क्षुद्रश्वेता सुनाभा च कैडर्यो[१] बहुकण्टकः।
कटभी चोरगुञ्चश्च तथा पाटलचोण्डिकः[२]।।अर्कादि:११८।।

क्षुद्रश्वेता, सुनाभा, कैडर्य, बहुकण्टक, कटभी, चोरगुञ्च, पाटला तथा चोण्डिक- ये **कटभी** (क्षुद्रश्वेता) के नाम हैं।

महाश्वेतानामानि

महाश्वेता च किणिही कटभी मोचका च सा।
शिरीषपत्रा चोण्टा[३] च विषघ्नी श्वेतपद्यपि[४]।।अर्कादि:११९।।

महाश्वेता, किणिही, कटभी, मोचका, शिरीषपत्रा, चोण्टा, विषघ्नी तथा श्वेतपदी-ये **महाश्वेता** के नाम हैं।

वृश्चिकाली विदारिगन्धादौ व्याख्याता।

वृश्चिकाली पहले (३१) विदारिगन्धादिगण में आ चुकी है।

ज्योतिष्मतीनामानि

लवणा कङ्गुका चैव तथा ज्योतिष्मती च सा।
पारावता च विद्या च पीततैला च शब्दिता।।अर्कादि:१२०।।

लवणा, कङ्गुका, ज्योतिष्मती, पारावता, विद्या तथा पीततैला-ये **ज्योतिष्मती** के नाम हैं।

वानस्पतिक नाम: *Celastrus paniculatus* Willd. **Syn.-** *Catha paniculata* (Willd.) Scheidw. **कुल-** Celastraceae **अंग्रेजी नाम-** Staff tree

इङ्गुदनामानि

तापसवृक्षः कण्टकश्च पूतिकर्णश्च[५] शब्दितः।
इङ्गुदोऽङ्गारकश्चैव तिक्तमज्जा च कीर्तिता।।अर्कादि:१२१।।

तापसवृक्ष, कण्टक, पूतिकर्ण, इङ्गुद, अङ्गारक तथा तिक्तमज्जा-ये **इङ्गुद** के नाम हैं।

---

१. कैदर्यो-मु.; कैडर्यो-च.नि.,रा.नि.
२. पाटलचोण्डिकः-मु.; पाटली शौण्डिका- च.नि.; शौण्डी-रा.नि.
३. चोण्टा-मु.; शौण्डी-रा.नि.
४. श्वेतपद्यपि-मु., शतपद्यपि-कै.नि.; शतपाद्यपि-च.नि.
५. प्रतिवर्णश्च-मु.; पूतिकर्णिक-च.नि.,कै.नि.; पूतिपत्रः-सो.नि.

सौश्रुत-निघण्टुः

वानस्पतिक नाम- *Balanites aegyptiaca* (L.) Delile **Syn.-** *Agialid aegyptiaca* (L.) Kuntze **कुल-** Balanitaceae **अंग्रेजी नाम-** Desert date

अर्कादिको गणो ह्येष मेदोदोषविषापहः।
क्रिमिकुष्ठप्रशमनो विशेषाद् व्रणशोधनः।।१२२।।

यह अर्कादिगण मेदोदोष व विष को दूर करने वाला, क्रिमि व कुष्ठ का शमन करने वाला तथा व्रण का शोधन करने वाला है।

★ ★ ★

अथ सुरसादिगणः

सुरसानामानि

सुरसा तुलसी कृष्णा शक्रपत्नी सुमञ्जरी।
भूतप्रिया नागमाता सुरभी श्रीश्च शब्दिता।।१२३।।
एतान्येव तु नामानि सुरसाया विभावयेत्।
श्वेतायाः सुरसाह्वायाः शब्दैः पर्यायवाचकैः।।१२४।।

सुरसा, तुलसी, कृष्णा, शक्रपत्नी, सुमञ्जरी, भूतप्रिया, नागमाता, सुरभी तथा श्री- ये **सुरसा** (कृष्णतुलसी) के नाम हैं। सुरसा के इन नामों को श्वेततुलसी का भी पर्याय जानना चाहिए।

वानस्पतिक नाम- *Ocimum tenuiflorum* L. **Syn.-** *Ocimum sanctum* L. **कुल-** Lamiaceae **अंग्रेजी नाम-** Holy basil

फणिज्झकनामानि

फणिज्झको मरिचकस्तीक्ष्णगन्धः सुगन्धकः।
जम्बीरकोद्वेजनकस्तथा गन्धफणिज्झकः।।१२५।।

फणिज्झक, मरिचक, तीक्ष्णगन्ध, सुगन्धक, जम्बीरक, उद्वेजनक तथा गन्धफणिज्झक-ये **फणिज्झक** के नाम हैं।

अर्जकनामानि

अर्जकस्तीक्ष्णगन्धश्च पर्णासो गन्धपत्रकः।
कुठेरकश्च विज्ञेयः शब्दैः पर्यायवाचकैः।।१२६।।

अर्जक, तीक्ष्णगन्ध, पर्णास, गन्धपत्रक तथा कुठेरक-ये **अर्जक** के नाम हैं।

वानस्पतिक नाम- *Orthosiphon pallidus* Royle ex Benth. **Syn.-** *Ocimum reflexum* Ehrenb. ex. Schweinf. **कुल-**Lamiaceae **अंग्रेजी नाम-** Pale java tea

भूस्तृणनामानि

भूस्तृणं शृङ्गरोहश्च पठितं शब्दशोधनम्।
मालातृणं रोहिणकं तथा काञ्जिकवासकम्।।१२७।।

भूस्तृण, शृङ्गरोह, शब्दशोधन, मालातृण, रोहिणक तथा काञ्जिकवासक-ये **भूस्तृण** के नाम हैं।

वानस्पतिक नाम- *Cymbopogon schoenanthus* (L.) Spreng. **Syn.-** *Andropogon schoenanthus* L. **कुल-**Poaceae **अंग्रेजी नाम-** Rosha grass

सुगन्धतृणनामानि

सुगन्धकोच्छूलकश्च छत्रातिच्छत्रसंज्ञक:।
छत्रक: पूतिगन्धिश्च पालघ्न[1]श्चापि शब्दित:।।१२८।।

सुगन्धक, उच्छूलक, छत्र, अतिच्छत्र, छत्रक, पूतिगन्धि तथा पालघ्न-ये **सुगन्धतृण** के नाम हैं।

कालमालनामानि

कालमाल: करालश्च कृष्णमल्लिक एव च।
कृष्णार्जकश्च विख्यात: कपित्थार्जक एव च।।१२९।।

कालमाल, कराल, कृष्णमल्लिक, कृष्णार्जक तथा कपित्थार्जक-ये **कालमाल** के नाम हैं।

वानस्पतिक नाम- *Orthosiphon aristatus* Blume Miq. **Syn.-** *Orthosiphon grandiflorus* Bold. **कुल-** Lamiaceae

क्षवकनामानि

क्षवक: क्षुवक[2]श्चैव तीक्ष्णगन्धक एव च।
क्षुताभिजनक: क्रूर: क्षुधाभिजनकस्तथा।।१३०।।

क्षवक, क्षुवक, तीक्ष्णगन्धक, क्षुताभिजनक, क्रूर तथा क्षुधाभिजनक-ये **क्षवक** के नाम हैं।

वानस्पतिक नाम- *Centipeda minima* (L.) A.Braun & Asch. **Syn.-** *Artemisia minima* L. **कुल- Compositae अंग्रेजी नाम-** Spreading Sneeze Weed

मरुबकनामानि

खरपुष्पो मरुबक: खरपत्र: सुखात्मक:।
सूक्ष्महीर:[3] सुगन्धश्च शब्दै: पर्यायवाचकै:।।१३१।।

---

१. पालम्ब-मु., पालघ्न-अमर.
२. क्षुपक-मु.; क्षुवक-रा.नि.,च.नि.
३. सूक्ष्महीर-मु.; सूक्ष्मबीज:-च.नि.

खरपुष्प, मरुबक, खरपत्र, सुखात्मक, सूक्ष्महीर तथा सुगन्ध-ये **मरुबक** के नाम हैं।

वानस्पतिक नाम- *Origanum majorana* L. **Syn.-** *Majorana hortensis* Moench **कुल-** Lamiaceae **अंग्रेजी नाम-** Majoram

विडङ्गनामानि

विडङ्गश्चैव वेल्लञ्च कैरलं[१] गह्वरन्तथा।
चित्रतण्डुलकश्चैव कृमिघ्नं चित्रतण्डुलम्।।१३२।।

विडङ्ग, वेल्ल, कैरल, गह्वर, चित्रतण्डुलक, कृमिघ्न तथा चित्रतण्डुल-ये **विडङ्ग** के नाम हैं।

वानस्पतिक नाम- *Embelia ribes* Burm. f. **कुल-** Primulaceae **अंग्रेजी नाम-** False black pepper

कट्फलनामानि

कट्फलं रोध्रादौ व्याख्यातम्।

कट्फल पहले (१०४) रोध्रादिगण में आ चुका है।

कपित्थपत्रनामानि

सुरसी कपित्थपत्रा च तथा चित्रितपत्रिका।
विरूपा कुलजा चैव फणिजा[२] तूपपत्रिका[३]।।१३३।।

सुरसी, कपित्थपत्रा, चित्रितपत्रिका, विरूपा, कुलजा, फणिजा तथा तूपपत्रिका-ये **कपित्थपत्र** के नाम हैं।

वानस्पतिक नाम- *Hesperethusa crenulata* (Roxb.) M. Roem. **Syn.-** *Limonia crenulata* Roxb. **कुल-** Hesperethusa **अंग्रेजी नाम:** Thanaka tree

निर्गुण्डीनामानि

निर्गुण्डी वनजेन्द्राणी सिन्दुवारच्छदाऽपि च।
नीलमञ्जर्यमरिका भूतवेसा[४] सुगन्धिका।।१३४।।

---

१. केवलं-मु.; कैरलं-कै.नि.; कैरालं-च.नि.
२. वणिज्या-मु.; फणिजा-म.नि.,कै.नि.; वनजा-कै.नि.
३. तूपपत्रिका- मु., रूपपत्रिका-कै.नि.
४. भूतवेसा-मु.; भूतकेशी-च.नि.,कै.नि.; भूतावेशा-कै.नि.

निर्गुण्डी, वनजा, इन्द्राणी, सिन्दुवारच्छदा, नीलमञ्जरी, अमरिका, भूतवेसा तथा सुगन्धिका-ये **निर्गुण्डी** के नाम हैं।

वानस्पतिक नाम : *Vitex negundo* L. **Syn.**- *Agnus-castus negundo* (L.) Carriere **कुल** : Verbenaceae **अंग्रेजी नाम** : Five leaved-chaste tree

भूमिकदम्बनामानि

कालमालोऽलम्बुसश्च गोच्छालोम्बूसकस्तथा।
नीचाकदम्बकश्चैव तथा भूमिकदम्बकः।।१३५।।

कालमाल, अलम्बुस, गोच्छाल, अम्बूसक, नीचाकदम्बक तथा भूमिकदम्बक-ये **भूमिकदम्ब** के नाम हैं।

वानस्पतिक नाम- *Mitragyna parvifolia* (Roxb.) Korth **Syn.**- *Stephegyne parvifolia* Korth **कुल-**Rubiaceae **अंग्रेजी नाम-** Kaim

आखुकर्णीनामानि

उन्दूरुकर्ण्याखुकर्णी वृषकर्णी तथैव च।
मूषिकश्रवणाऽलीका तथा भूमिदरश्रवा।।१३६।।

उन्दूरुकर्णी, आखुकर्णी, वृषकर्णी, मूषिकश्रवणा, अलीका तथा भूमिदरश्रवा-ये **आखुकर्णी** के नाम हैं।

वानस्पतिक नाम- *Merremia gangetica* (L.) Cuf. **Syn.-** *Merremia emarginata* (Burm. f.) Hallier.f. **कुल-** Convolvulaceae **अंग्रेजी नाम-** Kidney leaf morning glory

फञ्जी पूर्वनामार्कादौ[1]।

फञ्जी पहले (११५) अर्कादिगण में आ चुकी है।

प्रचीबलनामानि

प्रचीबलो नदीकान्तो[2] जलजो रक्तमञ्जरी।
निम्नजातो जयश्चैव नदीकामुक एव च।।१३७।।

प्रचीबल, नदीकान्त, जलज, रक्तमञ्जरी, निम्नजात, जय तथा नदीकामुक-

१. पूर्वनामाऽरग्वधादौ-मु.; पूर्वनामार्कादौ–शोधितपाठः, अर्कादिगणे विद्यमानत्वात्।
२. नदीकर्णो-मु.; नदीकान्तो-सो.नि., कै.नि.

ये **प्रचीबल** के नाम हैं।

काकामाचीनामानि

काकमाची बहुफला तथा च जघनेफला।
ध्वाङ्क्षमाची सर्वतिक्ता कुष्ठघ्नी चापि शब्दिता।।१३८।।

काकमाची, बहुफला, जघनेफला, ध्वाङ्क्षमाची, सर्वतिक्ता तथा कुष्ठघ्नी-ये **काकमाची** के नाम हैं।

वानस्पतिक नाम- *Solanum americanum* Mill. **Syn.-** *Solanum nigrum* L. **कुल-** Solanaceae **अंग्रेजी नाम-** Common nightshade

विषमुष्टिनामानि

विषमुष्टिर्मुष्टिकश्च क्षुपमुष्टिरथापि च।
विषनामयुतो मुष्टिर्नामज्ञैः परिकीर्तितः।।१३९।।

विषमुष्टि, मुष्टिक तथा क्षुपमुष्टि- ये **विषमुष्टि** के नाम हैं। इसके अतिरिक्त विष के पर्यायों को पूर्व में रखकर अन्त में मुष्टिपद रखने पर भी इसके नाम बनते हैं।

सुरसादिर्गणो ह्येष कफहृत् कृमिसूदनः।
प्रतिश्यायारुचिश्वासकासघ्नो व्रणशोधनः।।१४०।।

यह सुरसादिगण कफनाशक, कृमियों को नष्ट करने वाला तथा प्रतिश्याय, अरुचि, श्वासरोग व कास को दूर करने वाला है। यह गण व्रणशोधक होता है।

★ ★ ★

अथ मुष्ककादिगण:

मुष्ककनामानि

मुष्ककस्तीक्ष्णकश्चैव क्षारवृक्षो विषापह:।
तथा फलीफलश्चैव शब्दै: पर्यायवाचकै:।।१४१।।

मुष्कक, तीक्ष्णक, क्षारवृक्ष, विषापह तथा फलीफल-ये **मुष्कक** के नाम हैं।

वानस्पतिक नाम- *Schrebera swietenioides* Roxb. **Syn.-** *Nathusia swietenioides* (Roxb.) Kuntze **कुल-** Oleaceae **अंग्रेजी नाम-** Weaver's Beam Tree

पलाशनामानि

पलाशो लोध्रादौ व्याख्यात:।।

पलाश के नाम पहले (१०१) लोध्रादिगण में आ चुके हैं।

धवनामानि

धव: सालसारादौ।।

धव के नाम पहले (६७) सालसारादिगण में आ चुके हैं।

चित्रकनामानि

चित्रक आरग्वधादौ।।

चित्रक के नाम पहले (४६) आरग्वधादिगण में आ चुके हैं।

मदननामानि

मदनवृक्ष आरग्वधादौ।।

मदनवृक्ष के नाम पहले (३५) आरग्वधादिगण में आ चुके हैं।

शिंशपानामानि

शिंशपा सालसारादौ।।

शिंशपा के नाम पहले (६४) सालसारादिगण में आ चुके हैं।

स्नुहीनामानि

वज्रवृक्षो महावृक्ष: स्नुही यमलकण्टक:।
बहुक्षीरो विषाणी च स्नुहा सा च महाद्रुम:।। १४२।।

वज्रवृक्ष, महावृक्ष, स्नुही, यमलकण्टक, बहुक्षीर, विषाणी, स्नुहा तथा महाद्रुम-ये **स्नुही** के नाम हैं।

वानस्पतिक नाम- *Euphorbia neriifolia* L. **Syn.-** *Euphorbia edulis* Lour. **कुल-** Euphorbiaceae **अंग्रेजी नाम-** Indian spurge tree

हरीतकीनामानि

हरीतक्यभया पथ्या विजया चेति कीर्तिता।
अमृता प्राणदा चैव नन्दिनी चापि कीर्तिता।। १४३।।

हरीतकी, अभया, पथ्या, विजया, अमृता, प्राणदा तथा नन्दिनी-ये **हरीतकी** के नाम हैं।

वानस्पतिक नाम- *Terminalia chebula* Retz; **कुल-** Combretaceae; **अंग्रेजी नाम-** Chebulic myrobalan

आमलकीनामानि

आमलकी कर्षफला धात्री सीधुफलेति च।
आमण्डकी तिष्यफला नामज्ञैः परिकीर्तिता।।१४४।।

आमलकी, कर्षफला, धात्री, सीधुफला, आमण्डकी तथा तिष्यफला-ये **आमलकी** के नाम हैं।

वानस्पतिक नाम- *Phyllanthus emblica* L. **Syn.-** *Emblica officinalis* Gaertn. **कुल-** Euphorbiaceae **अंग्रेजी नाम-** Emblic myrobalan tree

बिभीतकनामानि

बिभीतकः कर्षफलः कलिवृक्षस्तथैव च।
अक्षो भूतनिवासश्च कल्कवृक्षश्च शब्दितः।। १४५।।

बिभीतक, कर्षफल, कलिवृक्ष, अक्ष, भूतनिवास तथा कल्कवृक्ष-ये **बिभीतक** के नाम हैं।

वानस्पतिक नाम- *Terminalia bellirica* (Gaertn.) Roxb.; **कुल-** Combretaceae; **अंग्रेजी नाम-** Belleric myrobalan

मुष्ककादिर्गणो ह्येष मेदोघ्नः शुक्रदोषहा।
मेहार्शःपाण्डुरोगघ्नः शर्कराश्मरिनाशनः।।१४६।।

यह मुष्ककादिगण मेद, शुक्रदोष, मेह, अर्श, पाण्डुरोग, शर्करा तथा अश्मरी का नाश करता है।

अथ पिप्पल्यादिगणः

पिप्पलीनामानि

पिप्पली मागधा कृष्णा चपला कोलनामिका।
शौण्डी कट्वरणफला कणा सा तीक्ष्णतण्डुला।।१४७।।

पिप्पली, मागधा, कृष्णा, चपला, कोलनामिका, शौण्डी, कट्वरणफला, कणा तथा तीक्ष्णतण्डुला-ये **पिप्पली** के नाम हैं।

वानस्पतिक नाम- *Piper longum* L. **कुल-** Piperaceae **अंग्रेजी नाम-** Long pepper

पिप्पलीमूलनामानि

ग्रन्थिकं पिप्पलीमूलं कोलमूलं विरूक्षणम्।
पर्वग्रन्थ्यूषणञ्चैव चपलामूलमेव च।।१४८।।

ग्रन्थिक, पिप्पलीमूल, कोलमूल, विरूक्षण, पर्वग्रन्थि, ऊषण तथा चपलामूल-ये **पिप्पलीमूल** के नाम हैं।

वानस्पतिक नाम- *Piper longum* L. **कुल-** Piperaceae **अंग्रेजी नाम-** Long pepper root

चविकानामानि

चविका कोलवल्ली च हस्तिपिप्पल्यथापि च।
गजपिप्पली श्रेयसी च शब्दैः पर्यायवाचकैः।।१४९।।

चविका, कोलवल्ली, हस्तिपिप्पली, गजपिप्पली तथा श्रेयसी-ये **चविका** के नाम हैं।

वानस्पतिक नाम- *Piper retrofractum* Vahl **Syn.-** *Piper chaba* Hunter **कुल-** Piperaceae **अंग्रेजी नाम-** Java long pepper

चित्रमारग्वधादौ व्याख्यातम्।

चित्रक पहले (४६) आरग्वधादिगण में आ चुका है।

शुण्ठीनामानि

शृङ्गवेरन्तथा कोलं नागरं विश्वभेषजम्।
कटुः शुण्ठ्यूषणा प्रोक्ता महिच्छत्रमथापि च।।१५०।।

शृङ्गवेर, कोल, नागर, विश्वभेषज, कटु, शुण्ठि, ऊषणा तथा महिच्छत्र-ये **शुण्ठी** के नाम हैं।

वानस्पतिक नाम- *Zingiber officinale* Roscoe **Syn.-** *Amomum zingiber* L. **कुल-** Zingiberaceae **अंग्रेजी नाम-** Dry ginger root

मरिचनामानि

मरिचं वेल्लजं कृष्णमूषणं कुञ्चितं घनम्।
यवनेष्टमरिष्टञ्च लघु तीक्ष्णमथापि च।।१५१।।

मरिच, वेल्लज, कृष्ण, ऊषण, कुञ्चित, घन, यवनेष्ट, अरिष्ट, लघु तथा तीक्ष्ण-ये **मरिच** के नाम हैं।

वानस्पतिक नाम- *Piper nigrum* L. **कुल-** Piperaceae **अंग्रेजी नाम:** Black pepper

हरेणुकानामानि

हरेणुका हिमाह्वा च महैला शिशिरात्मजा।
वृत्तैला कपिलैला च कुड्मली कौन्तिरेव च।।१५२।।

हरेणुका, हिमाह्वा, महैला, शिशिरात्मजा, वृत्तैला, कपिलैला, कुड्मली तथा कौन्ति-ये **हरेणुका** के नाम हैं।

वानस्पतिक नाम- *Vitex agnus-castus* L. **Syn.-** *Vitex verticillata* Lam. **कुल-** Verbenaceae **अंग्रेजी नाम-** Chaste berry

एलानामानि

एला च द्रमिडी[1] चैव मिसिनी कुटिनी[2] त्रुटिः।
क्षुद्रैला सूक्ष्मसाह्वा च मलया चापि शब्दिता।।१५३।।

एला, द्रमिडी, मिसिनी, कुटिनी, त्रुटि, क्षुद्रैला, सूक्ष्मसाह्वा तथा मलया- ये **एला** (छोटी इलायची) के नाम हैं।

वानस्पतिक नाम- *Elettaria cardamomum* (L.) Maton **Syn.-** *Alpinia cardamomum* (L.) Roxb. **कुल-** Zingiberaceae **अंग्रेजी नाम-** Lesser cardamom

१. द्रमिडी-मु.; द्राविडी-च.नि., ध.नि.
२. कुटिनी-मु.; कुनटी-म.नि.; निष्कुटिः-स.नि.,रा.नि., अमर.

अजमोदानामानि

अजमोदा दीप्यकश्च वस्तमोदा यवानिका।
उग्रगन्धा हृद्यगन्धा शब्दैः पर्यायवाचकैः।।१५४।।

अजमोदा, दीप्यक, वस्तमोदा, यवानिका, उग्रगन्धा तथा हृद्यगन्धा-ये **अजमोदा** के नाम हैं।

वानस्पतिक नाम- *Apium graveolens* L. **Syn.-** *Carum graveolens* (L.) Koso-Pol. **कुल-** Apiaceae **अंग्रेजी नाम-** Celery

इन्द्रयवकुटजमूर्वाणामारग्वधादौ।

इन्द्रयव व कुटज (३८) तथा मूर्वा (४१) पहले आरग्वधादिगण में आ चुके हैं।

पाठा तत्रैव।

पाठा भी पहले (३९) आरग्वधादिगण में आ चुकी है।

जीरकनामानि

जीरकं दीर्घकं हृद्यमजाजी दीप्यमेव च।
मगधञ्च मनोज्ञञ्च जारणं पूज्यमानकम्।।१५५।।

जीरक, दीर्घक, हृद्य, अजाजी, दीप्य, मगध, मनोज्ञ, जारण तथा पूज्यमानक-ये **जीरक** के नाम हैं।

वानस्पतिक नाम- *Cuminum cyminum* L. **Syn.-** *Cuminum odorum* Salisb. **कुल-** Apiaceae **अंग्रेजी नाम-** Cumin

श्वेतसर्षपनामानि

सर्षपा दुन्दुभा चैव रक्षोघ्ना गौरसर्षपा।
सिद्धार्थका दुःप्रधर्षा कटुका श्वेतसर्षपा।।१५६।।

सर्षपा, दुन्दुभा, रक्षोघ्ना, गौरसर्षपा, सिद्धार्थका, दुःप्रधर्षा, कटुका तथा श्वेतसर्षपा-ये **श्वेतसर्षप** के नाम हैं।

वानस्पतिक नाम- *Sinapis alba* L. **Syn.-** *Brassica alba* (L.) Rabenh. **कुल:** Brassicaceae **अंग्रेजी नाम-** White sarson

महानिम्बनामानि

महानिम्बः स्थविनिम्बः शुकशाल अरिष्टकः।
गिरिको निम्बवरको राजनिम्बश्च शब्दितः[१]।।१५७।।

१. महानिम्बस्थबीनिम्बः शुपसालो मरिष्टकः। शिरिको निम्बकरको राजनिम्बश्च शब्दितः।।-मु.

महानिम्ब, स्थविनिम्ब, शुकशाल, अरिष्टक, गिरिक, निम्बवरक तथा राजनिम्ब-ये **महानिम्ब** के नाम हैं।

वानस्पतिक नाम- *Melia azedarach* L. **कुल-** Meliaceae **अंग्रेजी नाम-** Persian lilac

हिङ्गुनामानि

हिङ्गु जतुकं जरणं[1] रामठं भूतनाशनम्।
अगूढगन्धं रक्षोघ्नं बाह्लिकं बस्तगन्धकम्।।१५८।।

हिङ्गु, जतुक, जरण, रामठ, भूतनाशन, अगूढगन्ध, रक्षोघ्न, बाह्लिक तथा बस्तगन्धक-ये **हिङ्गु** के नाम हैं।

वानस्पतिक नाम- *Ferula narthex* Boiss. **कुल-** Apiaceae **अंग्रेजी नाम:** Asafoetida

भार्ग्यर्कादौ व्याख्याता।

भार्गी पहले (११५) अर्कादिगण में आ चुकी है।

मधुरसा पूर्वनामारग्वधादौ व्याख्याता।

मधुरसा (मूर्वा) पहले (४१) आरग्वधादिगण में आ चुकी है।

अतिविषानामानि

अतिविषा चोपविषा शृङ्गीका घुणवल्लभा।
तथा श्वेतविषा चापि विषरूपा च शब्दिता।।१५९।।

अतिविषा, उपविषा, शृङ्गीका, घुणवल्लभा, श्वेतविषा तथा विषरूपा-ये **अतिविषा** के नाम हैं।

वानस्पतिक नाम- *Aconitum heterophyllum* Wall. ex Royle **Syn.-** *Aconitum cordatum* Royle **कुल-** Ranunculaceae **अंग्रेजी नाम-** Indian Aconite

विडङ्गं सुरसादौ व्याख्यातम्।

विडङ्ग पहले (१३२) सुरसादिगण में आ चुका है।

---

१. रजनं-मु.; जरणं-च.नि.,म.नि.,सो.नि.

कटुरोहिणीनामानि

कटुरोहिण्यरिष्टा च तथा सा शकुलादनी।
नीलतोदा मत्स्यविन्ना तिक्ता काण्डरुहेति च।।१६०।।

कटुरोहिणी, अरिष्टा, शकुलादनी, नीलतोदा, मत्स्यविन्ना, तिक्ता तथा काण्डरुहा-ये **कटुरोहिणी** के नाम हैं।

वानस्पतिक नाम- *Picrorhiza kurroa* Royle ex Benth **Syn.-** *Picrorhiza lindleyana* (Wall.) Steud. **कुल-** Scrophulariaceae **अंग्रेजी नाम:** Picrorhiza root

पिप्पल्यादिः कफहरः प्रतिश्यायमरोचकम्।
विनिहन्त्यर्दितं गुल्मं शूलघ्नो ह्यामपाचनः।।१६१।।

यह पिप्पल्यादिगण कफ, प्रतिश्याय, अरुचि, अर्दित, गुल्म व शूल का नाश करता है तथा आम का पाचन करता है।

★ ★ ★

अथ एलादिगणः

एला पिप्पल्यादौ व्याख्याता।

एला पहले (१५९) पिप्पल्यादिगण में आ चुकी है।

तगरनामानि

तगरं कुटिलं वक्रं नतं कालानुसारिकम्।
जिह्मञ्च बर्हकञ्चैव शठञ्च परिकीर्तितम्।।१६२।।

तगर, कुटिल, वक्र, नत, कालानुसारिक, जिह्म, बर्हक तथा शठ-ये **तगर** के नाम हैं।

वानस्पतिक नाम- *Valeriana jatamansi* Jones ex Roxb. **Syn.-** *Valeriana wallichii* DC. **कुल-** Valerianaceae **अंग्रेजी नाम-** Indian Valerian

कुष्ठनामानि

कुष्ठमुत्पलकुष्ठञ्च वाप्यं किञ्जल्कमेव च।
पापकं[1] पारिभाव्यञ्च त्वग्दोषं व्याधिरेव च।।१६३।।

कुष्ठ, उत्पलकुष्ठ, वाप्य, किञ्जल्क, पापक, पारिभाव्य, त्वग्दोष तथा व्याधि-ये **कुष्ठ** के नाम हैं।

वानस्पतिक नाम- *Aucklandia costus* Falc. **Syn.-** *Saussurea costus* (Falc.) Lipsch.; *Saussurea lappa* (Decne.) Sch.-Bip. **कुल-** Asteraceae **अंग्रेजी नाम-** Costus root

मांसीनामानि

मांसी च नलदं चैव जटा भूतजटेति च।
माता च जननी चैव भूतकेश्यथ रोमशा।।१६४।।

मांसी, नलद, जटा, भूतजटा, माता, जननी, भूतकेशी तथा रोमशा-ये **मांसी** के नाम हैं।

वानस्पतिक नाम- *Nardostachys jatamansi* (D.Don) DC. **Syn.-** *Nardostachys grandiflora* DC. **कुल-** Valerianaceae

---

१. पापकं-मु.; पाकलं-च.नि.,सो.नि.

ध्यामकनामानि

ध्यामकं वदनं दग्धं श्यामकं विषगन्धिकम्।
ज्वलनाभं बिन्दुचितं तथा शबलमेव च।।१६५।।

ध्यामक, वदन, दग्ध, श्यामक, विषगन्धिक, ज्वलनाभ, बिन्दुचित तथा शबल-ये **ध्यामक** के नाम हैं।

पत्रनामानि

पत्रन्तमालपत्रञ्च पलाशञ्छदनन्तथा।
सुकुमारं सुगन्धञ्च रोमशं पर्णमेव च।।१६६।।

पत्र, तमालपत्र, पलाश, छदन, सुकुमार, सुगन्ध, रोमश तथा पर्ण-ये **पत्र** के नाम हैं।

वानस्पतिक नाम- *Cinnamomum tamala* (Buch.-Ham.) T.Nees & C.H.Eberm. **Syn.-** *Cinnamomum albiflorum* Nees. **कुल-** Lauraceae **अंग्रेजी नाम-** Indian bay-leaf

केशरनामानि

नागपुष्पं मुरुङ्गश्च तथा वै नागकेशरम्।
जाम्बूनदं हाटकञ्च केशरं पीतकेशरम्।।१६७।।

नागपुष्प, मुरुङ्ग, नागकेशर, जाम्बूनद, हाटक, केशर तथा पीतकेशर-ये **केशर** के नाम हैं।

वानस्पतिक नाम- *Mesua ferrea* L. **Syn.-** *Mesua roxburghii* Wight; *Mesua nagassarium* (Burm.f.) Kosterm. **कुल-** Clusiaceae **अंग्रेजी नाम-** Cobras saffron

प्रियङ्गुनामानि

प्रियङ्गु: फलिनी श्यामा मानिता[१] दारिका लता।
कङ्गुका चैव गौरी च कान्ता कोल्लिगिरेति[२] च।।१६८।।

प्रियङ्गु, फलिनी, श्यामा, मानिता, दारिका, लता, कङ्गुका, गौरी, कान्ता तथा कोल्लिगिरा-ये **प्रियङ्गु** के नाम हैं।

---

१. मानिता-मु.; वनिता-च.नि.,सो.नि.
२. कोल्लिगिरेति-मु.; कोलगिरीति-अ.नि.

वानस्पतिक नाम- *Callicarpa macrophylla* Vahl **Syn.-** *Callicarpa incana* Roxb. **कुल-** Verbenaceae **अंग्रेजी नाम-** Perfumed cherry

हरेणुका पिप्पल्यादौ।

हरेणुका पहले (१५२) पिप्पल्यादिगण में आ चुकी है।

व्याघ्रनखनामानि

व्याघ्रनख: करनखो व्यालप्रहरणोऽपि च।
करजो नखश्च दृष्ट: शब्दै: पर्यायवाचकै:।।१६९।।

व्याघ्रनख, करनख, व्यालप्रहरण, करज तथा नख-ये **व्याघ्रनख** (बृहन्नख) के नाम हैं।

शुक्तिनामानि

शुक्तिर्नागहनु: शंखो बदरीपत्रकस्तथा।
सामुद्रं यामुनञ्चैव हस्तिकर्णकमेव च।।१७०।।

शुक्ति, नागहनु, शंख, बदरीपत्रक, सामुद्र, यामुन तथा हस्तिकर्णक-ये **शुक्ति** (अल्पनख) के नाम हैं।

चण्डानामानि

चण्डा धनहरी चैव क्षेमिका तस्करी तथा।
निशाचरी शंकितिका ग्रन्थिका केशिनीति च।।१७१।।

चण्डा, धनहरी, क्षेमिका, तस्करी, निशाचरी, शंकितिका, ग्रन्थिका तथा केशिनी-ये **चण्डा** के नाम हैं।

वानस्पतिक नाम-*Angelica archangelica* L. var. *himalica* (C.B. Clark) Krishna & Badhwar **कुल-**Apiaceae **अंग्रेजी नाम-** False Angelica

स्थौणेयकनामानि

स्थौणेयकं नीलपीतं विकर्णञ्च[1] शुकच्छदम्।
विषघ्नं विश्लिष्टपत्रं क्षेम्या गोशाद्वलन्तथा।।१७२।।

स्थौणेयक, नीलपीत, विकर्ण, शुकच्छद, विषघ्न, विश्लिष्टपत्र, क्षेम्या तथा गोशाद्वल-ये **स्थौणेयक** के नाम हैं।

---

१. विकर्णञ्च-मु.; विकीर्णं-सो.नि.,रा.नि.

वानस्पतिक नाम- *Taxus wallichiana* Zucc. **Syn.-** *Taxus baccata* L. **कुल-** Taxaceae **अंग्रेजी नाम-** Yew

त्वक्नामानि

चोचं त्वचं वराङ्गञ्च सुरसं वल्कलन्तथा।
भृङ्गं रामाप्रियं शुक्लं नामज्ञैः परिभाषितम्।।१७३।।

चोच, त्वच, वराङ्ग, सुरस, वल्कल, भृङ्ग, रामाप्रिय तथा शुक्ल-ये **त्वक्** के नाम हैं।

वानस्पतिक नाम- *Cinnamomum verum* J.Presl **Syn.-** *Cinnamomum zeylanicum* Blume **कुल-** Lauraceae **अंग्रेजी नाम-** Cinnamon bark

चोरकनामानि

चोरकः क्षेमकश्चण्डो दौष्कुलेयो निशाचरः।
विमनस्तस्करो धूर्तो दुष्पत्रो विट एव च।।१७४।।

चोरक, क्षेमक, चण्ड, दौष्कुलेय, निशाचर, विमन, तस्कर, धूर्त, दुष्पत्र तथा विट-ये **चोरक** के नाम हैं।

वानस्पतिक नाम: *Angelica glauca* Edgew. **Syn.-** *Angelica nuristanica* Kitam **कुल-** Apiaceae **अंग्रेजी नाम-** Angelica

ह्रीबेरनामानि

बालको वार्युदीच्यञ्च बर्हिष्ठं पिङ्गलन्तथा।
ह्रीबेरञ्च वराङ्गञ्च वेगमाचमनं[१] तथा।।१७५।।

बालक, वारि, उदीच्य, बर्हिष्ठ, पिङ्गल, ह्रीबेर, वराङ्ग, वेग तथा आचमन-ये **ह्रीबेर** के नाम हैं।

वानस्पतिक नाम- *Pavonia zeylonica* (L.) Cav. **Syn.-** *Pavonia odorata* Willd. **कुल-** Malvaceae **अंग्रेजी नाम:** Fragrant swamp mallow

गुग्गुलनामानि

गुग्गुलुर्महिषाक्षश्च कौशिको मरुसम्भवः।
नक्तञ्चरो वायसारिरुलूकश्चापि शब्दितः।।१७६।।

१. वेगमाचमनं-मु; पिङ्गमाचनं-ध.नि.,च.नि.

गुग्गुलु, महिषाक्ष, कौशिक, मरुसम्भव, नक्तञ्चर, वायसारि तथा उलूक-ये **गुग्गुल** के नाम हैं।

वानस्पतिक नाम-*Commiphora mukul* (Hook. ex Stocks) Engl. **Syn.-** *Commiphora wightii* (Arnott) Bhandari, *Balsamodendron mukul* Hook. ex Stocks **कुल-** Burseraceae **अंग्रेजी नाम-** Gum guggul

सर्ज्जरसनामानि

सर्ज्जरसः शीतलश्च बहुरूपोऽग्निवल्लभः।
सुरधूपो यक्षधूपो लालन[१]श्चापि शब्दितः।।१७७।।

सर्ज्जरस, शीतल, बहुरूप, अग्निवल्लभ, सुरधूप, यक्षधूप तथा लालन-ये **सर्ज्जरस** के नाम हैं।

बोलनामानि

रसो बोलो वत्सनाभः कालकूटश्च शब्दितः।
दृप्तगन्धो हालाहलः स्तोककश्च प्रकीर्तितः।।१७८।।

रस, बोल, वत्सनाभ, कालकूट, दृप्तगन्ध, हालाहल तथा स्तोकक-ये **बोल** के नाम हैं।

वानस्पतिक नाम- *Commiphora myrrha* (Nees) Engl. **Syn.-** *Balsamodendron myrrha* T. Nees **कुल-** Burseraceae **अंग्रेजी नाम-** Myrrh

श्रीवेष्टनामानि

श्रीवेष्टकः पायसकः श्रीसाह्वो रक्तशीर्षकः।
निर्यासः सरलानाञ्च दधिकश्च प्रकीर्तितः।।१७९।।

श्रीवेष्टक, पायसक, श्रीसाह्व, रक्तशीर्षक, सरलनिर्यास तथा दधिक-ये **श्रीवेष्ट** के नाम हैं।

तुरुष्कनामानि

तुरुष्कः कृत्रिमो धूपो यावनः कपिजः कपिः।
युक्तियुक्तः सुगन्धश्च कृतकः पिण्डितस्तथा।।१८०।।

तुरुष्क, कृत्रिम, धूप, यावन, कपिज, कपि, युक्तियुक्त, सुगन्ध, कृतक तथा पिण्डित-ये **तुरुष्क** के नाम हैं।

१. लालनः-मु., ललनः-रा.नि.,सो.नि.

वानस्पतिक नाम: *Liquidambar orientalis* Mill. **कुल:** Hamamelidaceae **अंग्रेजी नाम-** Liquid amber

कुन्दुरुनामानि

कुन्दुरको मेदकश्च शिखरी गोपुरस्तथा।
शल्लकी खपुरश्चैव तथा नागवधूप्रियः।।१८१।।

कुन्दुरक, मेदक, शिखरी, गोपुर, शल्लकी, खपुर तथा नागवधूप्रिय-ये **कुन्दुरु** के नाम हैं।

अगुरुः सालसारादौ व्याख्यातः।

अगरु पहले (७०) सालसारादिगण में आ चुका है।

स्पृक्कानामानि

स्पृक्का देवी लता नीला मारुता पिशुनेति च।
सुकुमारा सुगन्धा च लघ्वी कुटिलपुष्पिका।।१८२।।

स्पृक्का, देवी, लता, नीला, मारुता, पिशुना, सुकुमारा, सुगन्धा, लघ्वी तथा कुटिलपुष्पिका-ये **स्पृक्का** के नाम हैं।

वानस्पतिक नाम- *Anisomeles malabarica* (L.) R.Br. ex Sims **Syn.**- *Anisomeles cuneata* J.Jacq. **कुल-** Lamiaceae **अंग्रेजी नाम-** Malabar Catmint

सुरदारुनामानि

सुरकाष्ठं देवकष्ठं भद्रदारु च शब्दितः।
स्निग्धं चन्दनकं चैव सुरदारु च कीर्तितः।।१८३।।

सुरकाष्ठ, देवकाष्ठ, भद्रदारु, स्निग्धचन्दन तथा सुरदारु-ये **सुरदारु** के नाम हैं।

वानस्पतिक नाम- *Cedrus deodara* (Roxb. ex D.Don) G.Don **Syn.**- *Cedrus indica* Chambray **कुल-** Pinaceae **अंग्रेजी नाम:** Himalayan cedar

कुङ्कुमनामानि

कुङ्कुमं बाह्लिकं हीरं[१] पिण्डनं पीतकं वरम्।
काश्मीरं रक्तवर्णञ्च मालमग्निशिखं तथा।।१८४।।

१. हीरं-मु.; धीरं-स.नि.,नि.शे.,भा.नि.

कुङ्कुम, बाह्लिक, हीर, पिण्डन, पीतक, वर, काश्मीर, रक्तवर्ण, माल तथा अग्निशिख-ये **कुङ्कुम** के नाम हैं।

वानस्पतिक नाम- *Crocus sativus* L. **Syn.-** *Crocus officinalis* (L.) Honck. **कुल-** Iridaceae **अंग्रेजी नाम-** Saffron

पुन्नागनामानि

पुन्नागं केशरं पीतं तथानामककेशरम्।
चाम्पेयं पत्रहीनञ्च वितथन्देववल्लभम्।।१८५।।

पुन्नाग, केशर, पीत, नाककेशर, चाम्पेय, पत्रहीन, वितथन्देव तथा वल्लभ-ये **पुन्नाग** के नाम हैं।

टिप्पणी-पुन्नाग का एक पर्याय पत्रहीन आया है जबकि इस पर पत्र बहुत अधिक संख्या में होते हैं। इसका कारण यह है कि इस वृक्ष के पत्ते गिरने पर ही उस स्थान से पुष्पक्रम आरम्भ होता है। अत: यह नाम पूर्णतया उचित है।[१]

वानस्पतिक नाम- *Mammea suriga* (Ham. ex Roxb.) Kosterm. **Syn.-** *Mammea longifolia* Planch. ex Triana **कुल-**Clusiaceae **अंग्रेजी नाम-** Surangi

एलादिको वातकफौ निहन्याद् विषमेव च।
वर्णप्रसादन: कण्डूपिडकाकोठनाशन:।।१८६।।

यह एलादिगण वात, कफ, विष, कण्डू, पिडका एवं कोठ का नाश करता है तथा वर्णप्रसादन है।

★ ★ ★

१. Flower fascicles in axils of fallen leaves. (https://indiabiodiversity.org/species/show/263060)

अथ वचादिगण:

वचानामानि

वचा तीक्ष्णोग्रगन्धा च षड्ग्रन्था रोमशेति च।
मङ्गल्या चैव मेध्या च जटिला चापि शब्दिता।।१८७।।

वचा, तीक्ष्णगन्धा, उग्रगन्धा, षड्ग्रन्था, रोमशा, मङ्गल्या, मेध्या तथा जटिला- ये **वचा** के नाम हैं।

वानस्पतिक नाम- *Acorus calamus* L. **कुल-** Araceae **अंग्रेजी नाम-** Sweet flag

मुस्तानामानि

मुस्ता घनो भद्रमुस्ता तथा कोलकशेरुका।
भद्रमुस्ताऽथ गाङ्गेया वरमुस्तमथापि च।।१८८।।

मुस्ता, घन, भद्रमुस्ता, कोलकशेरुका, भद्रमुस्ता, गाङ्गेया तथा वरमुस्त-ये **मुस्ता** के नाम हैं।

वानस्पतिक नाम- *Cyperus rotundus* L. **Syn.-** *Pycreus rotundus* (L.) Hayek **कुल-** Cyperaceae **अंग्रेजी नाम-** Nutgrass

अतिविषा पिप्पल्यादौ।

अतिविषा पहले (१५९) पिप्पल्यादिगण में आ चुकी है।

हरीतकी पूर्वनामा मुष्ककादौ।

हरीतकी पहले (१४३) मुष्ककादिगण में आ चुकी है।

भद्रदार्वेलादौ।

भद्रदारु (देवदारु) पहले (१८३) एलादिगण में आ चुका है।

नागरं शृङ्गवेरनामा पिप्पल्यादाविति।।

नागर (शुण्ठी) शृङ्गवेर के नाम से पहले (१५०) पिप्पलयादिगण में आ चुकी है।

★ ★ ★

अथ हरिद्रादिगण:

हरिद्रानामानि

हरिद्रा रजनी पीता पिण्डा वर्णवतीति च।

क्रिमिघ्ना काञ्चनी गौरी योषिद्वल्लभिकाऽपि च।।१८९।।

हरिद्रा, रजनी, पीता, पिण्डा, वर्णवती, क्रिमिघ्ना, काञ्चनी, गौरी तथा योषिद्वल्लभिका-ये **हरिद्रा** के नाम हैं।

वानस्पतिक नाम- *Curcuma longa* L. **Syn.-** *Curcuma domestica* Valeton **कुल-** Zingiberaceae **अंग्रेजी नाम-** Turmeric

दारुहरिद्रानामानि

दार्वी दारुहरिद्रा च काष्ठसाह्वा पचम्पचा।

कटङ्कटेरी पर्जन्या कुष्ठघ्नी चापि चोच्यते।।१९०।।

दार्वी, दारुहरिद्रा, काष्ठसाह्वा, पचम्पचा, कटङ्कटेरी, पर्जन्या तथा कुष्ठघ्नी- ये **दारुहरिद्रा** के नाम हैं।

वानस्पतिक नाम- *Berberis aristata* DC. **Syn.-** *Berberis macrophylla* K. Koch **कुल-** Berberidaceae **अंग्रेजी नाम-** Extract of Indian barberry

वत्सकबीजान्यारग्वधादौ।

वत्सकबीज (इन्द्रयव) पहले (३८) आरग्वधादिगण में आ चुका है।

मधुयष्टिनामानि

मधुकं यष्टिमधुकं यष्टिकं मधुयष्टिका।

यष्ट्याह्वा काष्ठमधुकं वल्लीमधुकमेव च।। १९१।।

मधुक, यष्टिमधुक, यष्टिक, मधुयष्टिका, यष्ट्याह्वा, काष्ठमधुक तथा वल्लीमधुक-ये **मधुयष्टि** के नाम हैं।

वानस्पतिक नाम- *Glycyrrhiza glabra* L. **कुल-** Fabaceae **अंग्रेजी नाम-** Liquorice root

एतौ वचाहरिद्रादी गणौ स्तन्यविशोधनौ।

आमातिसारशमनौ कफमेदोविशोषणौ।।१९२।।

ये दोनों वचादिगण व हरिद्रादिगण स्तन्यशोधक, आमातिसारनाशक तथा कफ व मेद को सुखाने वाले होते हैं।

अथ श्यामादिगण:

श्यामानामानि

श्यामा मसूरविदला पालिन्दी कालमेष्यपि।
अर्धचन्द्रा कोलफला ताम्रपुष्पी च शब्दिता।। १९३।।

श्यामा, मसूरविदला, पालिन्दी, कालमेषी, अर्धचन्द्रा, कोलफला तथा ताम्रपुष्पी- ये **श्यामा** (श्वेत त्रिवृत्) के नाम हैं।

वानस्पतिक नाम- *Operculina turpethum* (L.) Silva Manso **Syn.**- *Ipomoea turpethum* (L.) R. Br. **कुल-** Convolvulaceae **अंग्रेजी नाम:** Turpeth-root

महाश्यामानामानि

महाश्यामा कण्टकी च विशिखा शिवकण्टका।
मरुद्वेगा[1] बृहच्छ्यामा नागरिकेपि चोच्यते।। १९४।।

महाश्यामा, कण्टकी, विशिखा, शिवकण्टका, मरुद्वेगा, बृहच्छ्यामा तथा नागरिका- ये **महाश्यामा** (वृद्धदारक) के नाम हैं।

त्रिवृत्नामानि

त्रिवृत् त्रिभण्डी त्रिवृता नि:सूत्रा चारनालिका[2]।
सूत्रमध्या त्रिपुटिका त्र्यसी कुटरणेति च।। १९५।।

त्रिवृत्, त्रिभण्डी, त्रिवृता, नि:सूत्रा, चारनालिका, सूत्रमध्या, त्रिपुटिका, त्र्यसी तथा कुटरणा- ये **त्रिवृत्** (रक्त त्रिवृत्) के नाम हैं।

वानस्पतिक नाम- *Merremia peltata* (L.) Merr. **Syn.**- *Ipomoea petaloidea* Choisy **कुल-** Convolvulaceae

दन्तीनामानि

दन्ती चित्रा निकुम्भा च तथोदुम्बरपत्रिका।
उपचित्रैरण्डफला घुणेष्टा चापि शब्दिता।। १९६।।

दन्ती, चित्रा, निकुम्भा, उदुम्बरपत्रिका, उपचित्रा, एरण्डफला तथा घुणेष्टा-ये **दन्ती** के नाम हैं।

१. तरुद्वेगा-मु.
२. चारनालिका-मु.; चोरनासिका-सो.नि.; काकानासिका-रा.नि.

वानस्पतिक नाम- *Baliospermum solanifolium* (Burm.) Suresh **Syn.-** *Baliospermum montanum* (Willd.) Muell. Arg. **कुल-** Euphorbiaceae **अंग्रेजी नाम-** Wild croton

शङ्खिनीनामानि

शङ्खिनी नेत्रपीलुश्च सुकुमारा च कीर्तिता।
वृषपायी[1] च शान्तिश्च तिक्ताक्षी चाक्षपीडकः।। १९७।।

शङ्खिनी, नेत्रपीलु, सुकुमारा, वृषपायी, शान्ति, तिक्ताक्षी तथा अक्षपीडक-ये **शङ्खिनी** (यवतिक्ताभेद) के नाम हैं।

वानस्पतिक नाम- *Ctenolepis cerasiformis* (Stocks) Naud. **Syn.-** *Ctenolepis cerasiformis* (Stocks) Hook. f. **कुल-** Cucurbitaceae **अंग्रेजी नाम-** Ctenolepis

तिल्वकनामानि

तिल्वकश्चैव रोध्रश्च बृहत्पर्णस्तिरीटिकः।
महापत्रश्च विख्यातः शिखरी चापि नामतः[2]।। १९८।।

तिल्वक, रोध्र, बृहत्पर्ण, तिरीटक, महापत्र तथा शिखरी-ये **तिल्वक** के नाम हैं।

वानस्पतिक नाम- *Vibernum nervosum* D. Don **Syn.-** *Viburnum grandiflorum* Wall. ex DC. Fam. **कुल-** Adoxaceae **अंग्रेजी नाम-** Grand viburnum

कम्पिल्लकनामानि

कम्पिल्लको रेचनको रञ्जनो रक्तचूर्णकः।
मनःशिला चूर्णफलस्तथा कर्कशपत्रकः।। १९९।।

कम्पिल्लक, रेचनक, रञ्जन, रक्तचूर्णक, मन:शिला, चूर्णफल तथा कर्कशपत्रक-ये **कम्पिल्लक** के नाम हैं।

वानस्पतिक नाम- *Mallotus philippensis* (Lam) Muell.-Arg. **Syn.-** *Croton philippensis* Lam. **कुल-** Euphorbiaceae **अंग्रेजी नाम-** Kamala tree

---

१. वृषपायी-मु.; विसर्पिणी-च.नि.,कै.नि.

२. तिल्वको रोध्राकारो बृहत्पत्रो रक्तत्वक्को वैरेचनिक:(सु.सू.नि.-३८.२९)

क्रमुक : सालसारादौ।

क्रमुक पहले (५८) सालसारादिगण में आ चुका है।

द्रवन्तीनामानि

पुत्रश्रेणी द्रवन्ती च शम्बरी[१] नेत्रभेषजा।
वृषा[२] न्यग्रोधकी चैव श्रवणैरण्डिकेति च।। २००।।

पुत्रश्रेणी, द्रवन्ती, शम्बरी, नेत्रभेषजा, वृषा, न्यग्रोधकी, श्रवणा तथा एरण्डिका-ये **द्रवन्ती** के नाम हैं।

गवाक्षीनामानि

गवाक्षी वृषभाक्षी च गिरिकर्णी गवादनी।
विषघ्नाङ्गारवल्ली च एकश्रेणीति चोच्यते।। २०१।।

गवाक्षी, वृषभाक्षी, गिरिकर्णी, गवादनी, विषघ्ना, अङ्गारवल्ली तथा एकश्रेणी-ये **गवाक्षी** के नाम हैं।

आरग्वध : पूर्वनामा राजवृक्षश्चारग्वधादौ।

राजवृक्ष आरग्वध के नाम से पहले (३४) आरग्वधादिगण में आ चुका है।

सप्तलानामानि

सप्तला यवतिक्ता च तथा चर्मकषेति च।
रसालिका मञ्जनिका नामज्ञैः परिकीर्तिता।। २०२।।

सप्तला, यवतिक्ता, चर्मकषा, रसालिका तथा मञ्जनिका-ये **सप्तला** के नाम हैं।

वानस्पतिक नाम- *Euphorbia pilosa* L. **Syn.-** *Euphorbia lutescens* C.A. Meyer. **कुल-** Euphorbiaceae **अंग्रेजी नाम-** Hairy spurge

छगलान्त्रीनामानि

छगलान्त्री वृत्तपत्रा बस्तान्त्री वृषगन्धिका।
अन्त्रबस्ता च पठिता शब्दैः पर्यायवाचकैः।। २०३।।

छगलान्त्री, वृत्तपत्रा, बस्तान्त्री, वृषगन्धिका तथा अन्त्रबस्ता-ये **छगलान्त्री** (वृद्धदारकभेद) के नाम हैं।

---

१. साबरी-मु.; शम्बरी-रा.नि.

२. वृक्ष-मु.; वृषा-भा.नि.

स्नुहा वज्रवृक्षः पूर्वनामा मुष्ककादौ।

स्नुहा वज्रवृक्ष के नाम से पहले (१४२) मुष्ककादिगण में आ चुकी है।

स्वर्णक्षीरीनामानि

स्वर्णक्षीरी स्वर्णदुग्धा तथा काञ्चनदुग्धिका।
मता च कनकक्षीरी शब्दैः पर्यायवाचकैः।। २०४।।

स्वर्णक्षीरी, स्वर्णदुग्धा, काञ्चनदुग्धिका तथा कनकक्षीरी-ये **स्वर्णक्षीरी** के नाम हैं।

वानस्पतिक नाम- *Euphorbia thomsoniana* Boiss. **Syn.-** *Euphorbia prokhanovii* Popov **कुल-**Euphorbiaceae

एष श्यामादिको नाम्ना वर्गो गुल्मविषापहः।
आनाहोदरहा भेदी तथोदावर्तनाशनः।।२०५।।

यह श्यामादिगण गुल्म, विष, आनाह, उदररोग व उदावर्त का नाश करता है तथा मलभेदक होता है।

★ ★ ★

अथ बृहत्यादिगण:

बृहती कण्टकारिका च विदारिगन्धादौ व्याख्याता।

बृहती व कण्टकारिका पहले (२५,२६) विदारिगन्धादिगण में आ चुकी हैं।

कुटज आरग्वधादौ।।

कुटज पहले (३८) आरग्वधादिगण में आ चुका है।

पाठारग्वधादौ।।

पाठा पहले (३९) आरग्वधादिगण में आ चुकी है।

मधुकं हरिद्रादाविति।।

मधुक (मधुयष्टी) पहले (१९१) हरिद्रादिगण में आ चुकी है।

पाचनीयो बृहत्यादिर्गण: पित्तानिलापह:।
कफारोचकहृद्रोगमूत्रकृच्छ्रविनाशन:।।२०६।।

यह बृहत्यादिगण पाचक होता है तथा पित्त, वात, कफ, अरुचि, हृदयरोग, व मूत्रकृच्छ्र को नष्ट करता है।

★ ★ ★

अथ पटोलादिगणः

पटोलः आरग्वधादौ।

पटोल पहले (५०) आरग्वधादिगण में आ चुका है।

चन्दनं सालसारादौ।

चन्दन पहले (६२) सालसारादिगण में आ चुका है।

मूर्वा गुडूची पाठारग्वधादौ।

मूर्वा (४१), गुडूची (४५) व पाठा (३९) पहले आरग्वधादिगण में आ चुके हैं।

कटुकरोहिणी पिप्पल्यादाविति।

कटुकरोहिणी पहले (१६०) पिप्पल्यादिगण में आ चुकी है।

पटोलादिर्गणः पित्तकफारोचकनाशनः।
ज्वरोपशमनो व्रण्यश्छर्दिकण्डूविषापहः।।२०७।।

यह पटोलादिगण पित्त, कफ व अरुचि का नाश करता है, ज्वर का शमन करता है, व्रण के लिए हितकर है तथा छर्दि, कण्डू एवं विष को नष्ट करता है।

★ ★ ★

अथ काकोल्यादिगण:

काकोलीनामानि

काकोली वायसोली च वीरा धीरा च शब्दिता।
मधुरा जीवनीया च ध्वाङ्क्षोली च प्रकीर्तिता।।२०८।।

काकोली, वायसोली, वीरा, धीरा, मधुरा, जीवनीया तथा ध्वाङ्क्षोली- ये **काकोली** के नाम हैं।

वानस्पतिक नाम- *Roscoea procera* Wall. **Syn.-** *Roscoea purpurea* Sm. **कुल-** Zingiberaceae **अंग्रेजी नाम-** Kakoli

क्षीरकाकोलीनामानि

द्वितीया क्षीरकाकोली शुक्लोली जीवनोलिका।
वीरधीरोलिका चैव शब्दै: पर्यायवाचकै:।।२०९।।

क्षीरकाकोली, शुक्लोली, जीवनोलिका, वीरा तथा धीरोलिका-ये **क्षीरकाकोली** के नाम हैं।

वानस्पतिक नाम- *Lilium polyphyllum* (L.) D. Don. **Syn.-** *Lilium punctatum* Jacquem. ex Duch. **कुल-** Liliaceae ; **अंग्रेजी नाम-** White Himalayan Lily

जीवकर्षभकौ विदारिगन्धादौ व्याख्यातौ।

जीवक (२१) व ऋषभक (२२) पहले विदारिगन्धादिगण में आ चुके हैं।

मुद्गपर्णी क्षुद्रसहा माषपर्णी च महासहा पूर्वनामा विदारिगन्धादौ।

मुद्गपर्णी=क्षुद्रसहा (२४) तथा माषपर्णी=महासहा (२३) पहले विदारिगन्धादिगण में आ चुके हैं।

मेदानामानि

मेदा मेदोद्भवा चैव मधुरा जीवनेति च।
श्यामा मेदा च कथिता सुरमेद:समुद्भवा।।२१०।।

मेदा, मेदोद्भवा, मधुरा, जीवना, श्याममेदा तथा सुरमेद:समुद्भवा-ये **मेदा** के नाम हैं।

वानस्पतिक नाम- *Polygonatum verticillatum* (L.) Allioni **Syn.-** *Convallaria verticillata* L. **कुल-** Liliaceae **अंग्रेजी नाम-** Whorled Solomon's Seal

महामेदानामानि

द्वितीया च महामेदा किञ्चिदापाण्डुरा स्मृता।
विभावनीया मेदज्ञैर्मेदया परिभाषितैः।।२११।।

मेदा से भिन्न दूसरी महामेदा है, जो कुछ पीलापन लिए होती है। इसके पर्याय मेदा के समान जानने चाहिए।

वानस्पतिक नाम: *Polygonatum cirrhifolium* (Wall.) Royle **Syn.**- *Convallaria cirrhifolia* Wall. **कुल-** Liliaceae **अंग्रेजी नाम-** King's Solomon's Seal

गुडूचीनामानि

छिन्नरुहा छिन्नरुढा शटीरूपा[1] वृषायणी।
बहुच्छिद्रा च विज्ञेया शब्दैः पर्यायवाचकैः।।२१२।।

छिन्नरुहा, छिन्नरुढा, शटीरूपा, वृषायणी तथा बहुच्छिद्रा-ये **गुडूची** के नाम हैं।

वानस्पतिक नाम- *Tinospora cordifolia* (Willd.) Miers **Syn.**- *Menispermum cordifolium* Willd. **कुल-** Menispermaceae **अंग्रेज़ी नाम-** Tinospora

कर्कटश्रृङ्गीनामानि

कर्कटश्रृङ्ग्यतिरवा महाघोषा च शब्दिता।
कुलीरश्रृङ्गी च मता कर्कटश्रृङ्गिका तथा।।२१३।।

कर्कटश्रृङ्गी, अतिरवा, महाघोषा, कुलीरश्रृङ्गी तथा कर्कटश्रृङ्गिका-ये **कर्कटश्रृङ्गी** के नाम हैं।

वानस्पतिक नाम- *Pistacia chinensis* subsp. *integerrima* (J.L.Stewart) Rech.f. **Syn.**- *Pistacia integerrima* J. L. Stewart ex Brandis **कुल-** Anacardiaceae **अंग्रेजी नाम-** Gall plant

तुगाक्षीरीनामानि

तुगाक्षीरी वंशभवा वंशिनी तृणकेतुनी।
शोषश्वासक्षयहिता शुभा शुभ्रेति चोच्यते।।२१४।।

तुगाक्षीरी, वंशभवा, वंशिनी, तृणकेतुनी, शोषहिता, श्वासहिता, क्षयहिता, शुभा तथा शुभ्रा-ये **तुगाक्षीरी** के नाम हैं।

१. सतीरूपा-मु.; शटीरूपा-कै.नि.

पद्मकाष्ठनामानि

पद्मकं हेमपद्मं[1] च कमलं मलयन्तथा।
पद्मवर्णं पद्मशब्दं पद्मसाह्वमथापि च।।२१५।।

पद्मक, हेमपद्म, कमल, मलय, पद्मवर्ण, पद्मशब्द तथा पद्मसाह्व-ये **पद्मकाष्ठ** के नाम हैं।

वानस्पतिक नाम- *Prunus cerasoides* Buch.-Ham. ex D.Don **Syn.**- *Prunus puddum* Roxb. ex Wall. **कुल-** Rosaceae **अंग्रेजी नाम-** Mild Himalayan cherry

प्रपौण्डरीकनामानि

प्रपौण्डरीकञ्चक्षुष्यं मधुरं मूलसाधनम्।
नेत्राश्च्योतनकञ्चैव शब्दैः पर्यायवाचकैः।।२१६।।

प्रपौण्डरीक, चक्षुष्य, मधुर, मूलसाधन तथा नेत्राश्च्योतनक-ये **प्रपौण्डरीक** के नाम हैं।

ऋद्धि-वृद्धि-नामानि

ऋद्धिः पुष्टिश्चेतना च प्राणदा जीवनेति च।
आश्वासना बोधना च शब्दैः पर्यायवाचकैः।।२१७।।
एतान्येव तु नामानि वृद्धेः प्राज्ञो विभावयेत्।
आशीर्लोकप्रिया[2] चैव विख्याता सिद्धिरेव च।।२१८।।

ऋद्धि, पुष्टि, चेतना, प्राणदा, आश्वासना तथा बोधना- ये **ऋद्धि** के पर्याय हैं। बुद्धिमान् लोग वृद्धि को भी इन्हीं पर्यायों से जानें। आशी, लोकप्रिया तथा सिद्धि- ये भी **वृद्धि** के ही पर्याय हैं।

ऋद्धि- वानस्पतिक नाम- *Habenaria intermedia* D. Don **Syn.**- *Ochyrorchis intermedia* (D. Don) Szlach. **कुल-** Orchidaceae **अंग्रेजी नाम-** Intermediate Habenaria

वृद्धि- वानस्पतिक नाम-*Habenaria edgeworthii* Hook.f. ex Collett **Syn.**- *Platanthera edgeworthii* (Hook. f. ex Collet) R.K. Gupta. **कुल-** Orchidaceae **अंग्रेजी नाम-** Edgeworth Habenaria

१. हिमपद्म-मु.; हेमपद्म-च.नि., कै.नि.
२. अशीलिकप्रिया-मु.

मधुकं हरिद्रादौ।

मधुक (मधुयष्टी) पहले (१९१) हरिद्रादिगण में आ चुकी है।

काकोल्यादिरयं पित्तशोणितानिलनाशनः।
जीवनो बृंहणो वृष्यः स्तन्यश्लेष्मकरस्तथा।।२१९।।

यह काकोल्यादिगण पित्त, रक्त व वात को नष्ट करने वाला, जीवन, बृंहण, वृष्य, स्तन्य तथा कफकारक है।

★ ★ ★

अथ ऊषकादिगणः

ऊषकनामानि

ऊषकञ्चोषकञ्चैव निःसारं खपुरं तथा।
उषः[1]क्षारञ्च पठितं ऋषिभिः शास्त्रकोविदैः।।२२०।।

ऊषक, उषक, निःसार, खपुर, उष तथा क्षार-ये **ऊषक** के नाम हैं। शास्त्रवेत्ता ऋषियों ने ऊषक के ये नाम कहे हैं।

सैन्धवनामानि

सैन्धवं माणिमन्थञ्च नादेयं लवणोत्तमम्।
शुद्धलवणञ्च विमलं शब्दैः पर्यायवाचकैः।।ऊषकादिः२२१।।

सैन्धव, माणिमन्थ, नादेय, लवणोत्तम, शुद्धलवण तथा विमल-ये **सैन्धव** के नाम हैं।

हिङ्गु पिप्पल्यादौ।

हिङ्गु पहले (१५८) पिप्पल्यादिगण में आ चुकी है।

शिलाजतुनामानि

शिलाजतु शिलाजञ्च योगवाहि च कीर्तितम्।
षड्लोहयोनिश्च मतः शिलानिःस्यन्द एव च।।२२२।।

शिलाजतु, शिलाज, योगवाही, षड्लोहयोनि तथा शिलानिःस्यन्द-ये **शिलाजतु** के नाम हैं।

---

१. उष्ट्र-मु.; उषः-कै.नि.

कासीसद्वयनामानि

कासीसं धातु[१]कासीसं शुभ्रं तुवरकं[२] तथा।
शोधनं पांशुकासीसं शब्दैः पर्यायवाचकैः।।२२३।।

कासीस, धातुकासीस, शुभ्र, तुवरक, शोधन तथा पांशुकासीस-ये कासीसद्वय(कासीस व धातुकासीस) के पर्याय हैं।

तुत्थनामानि

तुत्थं मयूरग्रीवञ्च मयूरगलकोपमम्।
अक्षितुत्थञ्च पठितं शब्दैः पर्यायवाचकैः।।२२४।।

तुत्थ, मयूरग्रीव, मयूरगलकोपम तथा अक्षितुत्थ-ये **तुत्थ** के नाम हैं।

ऊषकादिः कफं हन्ति गणो मेदोविशोषणः।
शर्कराश्मरिहा मूत्रकृच्छ्राघातरुजापहः।।२२५।।

यह ऊषकादिगण कफनाशक, मेदोहर, शर्करा व अश्मरी का नाशक तथा मूत्रकृच्छ्र व मूत्राघात की पीड़ा को हरने वाला होता है।

★ ★ ★

---

१. कासीसञ्चानु-मु.; कासीसं धातु-रा.नि.

२. कुवरकं-मु.; तुवरकं-शोधितपाठः। द्वितीयं पुष्पकासीसमीषत्पीतं **तुवररसं** तद्भेद एव (सु.सू. न्याय.-३८.३७)

अथ सारिवादिगणः

सारिवा विदारिगन्धादौ।

सारिवा पहले (२०) विदारिगन्धादिगण में आ चुकी है।

मधुकं हरिद्रादौ।।

मधुक (मधुयष्टि) पहले (१९१) हरिद्रादिगण में आ चुकी है।

चन्दनं सालसारादौ।।

चन्दन पहले (६२) सालसारादिगण में आ चुका है।

पद्मकं काकोल्यादौ।।

पद्मक पहले (२१५) काकोल्यादिगण में आ चुका है।

काश्मर्यं कट्फलनामा रोध्रादौ।।

काश्मर्य=कट्फल पहले (१०४) रोध्रादिगण में आ चुका है।

मधूकनामानि

मधूको गुडपुष्पश्च तीक्ष्णसारोऽथ मध्वगः।
अल्पफलो मधुपूर्णः मधुपुष्पो महाद्रुमः।।२२६।।

मधूक, गुडपुष्प, तीक्ष्णसार, मध्वग, अल्पफल, मधुपूर्ण, मधुपुष्प तथा महाद्रुम-ये **मधूक** के नाम हैं।

वानस्पतिक नाम- *Madhuca longifolia* var. *latifolia* (Roxb) A. Chev. **Syn.-** *Bassia latifolia* Roxb. **कुल-** Sapotaceae **अंग्रेजी नाम:** Honey tree

तस्य पुष्पाणि।

सारिवादिगण में पठित द्रव्यों में मधूक के पुष्पों का प्रयोग करना चाहिए।

उशीरनामानि

उशीरं वीरणश्चैव वाणं[1] लामज्जकं तथा।
अवदातं च सेव्यञ्च बहुमूलमथापि च।।२२७।।

उशीर, वीरण, वाण, लामज्जक, अवदात, सेव्य तथा बहुमूल-ये **उशीर** के नाम हैं।

वानस्पतिक नाम- *Chrysopogon zizanioides* (L.) Roberty **Syn.-** *Vetiveria zizanioides* (L.) Nash; *Andropogon muricatus* Retz. **कुल-** Poaceae **अंग्रेजी नाम-** Khus-khus grass

१. वाणं-मु.; वीरं-च.नि.,ध.नि.

सारिवादिः पिपासार्तिरक्तपित्तहरो गणः।
मूर्च्छाज्वरप्रशमनो विशेषाद् दाहनाशनः।।२२८।।

यह सारिवादिगण पिपासा, रक्तपित्त, मूर्च्छा व ज्वर का शमन करता है तथा विशेषरूप से दाह का नाश करता है।

अथ अञ्जनादिगणः

सौवीराञ्जननामानि

अञ्जनं यामुनं शीतं स्रोतोजं नेत्रभूषणम्।
सौवीरकञ्च पठितं शब्दैः पर्यायवाचकैः।।२२९।।

अञ्जन, यामुन, शीत, स्रोतोज, नेत्रभूषण तथा सौवीरक-ये **सौवीराञ्जन** के नाम हैं।

रसाञ्जननामानि

रसाञ्जनं कृमिघ्नञ्च दार्वीक्वाथोद्भवन्तथा।
अग्रसारञ्च पठितं बालभैषज्यमेव च।।२३०।।

रसाञ्जन, कृमिघ्न, दार्वीक्वाथोद्भव, अग्रसार तथा बालभैषज्य-ये **रसाञ्जन** के नाम हैं।

नागपुष्पप्रियङ्गू एलादौ व्याख्यातौ।

नागपुष्प (केशर) व प्रियङ्गु पहले (१६७-१६८) एलादिगण में आ चुके हैं।

पद्मनामानि

नलिनं पद्मकं पद्मं श्रीनिकेतं सरोरुहम्।
पुष्करञ्चारविन्दञ्च कमलञ्चाम्बुजन्तथा।।२३१।।

नलिन, पद्मक, पद्म, श्रीनिकेत, सरोरुह, पुष्कर, अरविन्द, कमल तथा अम्बुज-ये **पद्म** के नाम हैं।

वानस्पतिक नाम- *Nelumbo nucifera* Gaertn. **Syn.-** *Nelumbium speciosum* Willd. **कुल-** Nymphaeaceae **अंग्रेजी नाम-** Sacred lotus

अञ्जनादिर्विषघ्नोऽयं रक्तपित्तहरो गणः।
नेत्ररोगप्रशमनो दाहनिर्हरणस्तथा।।२३२।।

यह अञ्जनादिगण विषनाशक, रक्तपित्तहर, नेत्ररोगों का शमन करने वाला, तथा दाह को दूर करने वाला है।

अथ परूषकादिगणः

परुषकनामानि

परुषको मृदुफलस्तथा धन्वनपत्रकः।
मतश्च गाडवफलस्तथा चापि परूषकः।।२३३।।

परुषक, मृदुफल, धन्वनपत्रक, गाडवफल तथा परूषक-ये **परुषक** के नाम हैं।

वानस्पतिक नाम- *Grewia asiatica* L. **Syn.-** *Grewia hainesiana* Hole; *Grewia subinaequalis* DC. **कुल-** Malvaceae **अंग्रेजी नाम-** Phalsa

द्राक्षानामानि

द्राक्षा गोस्तनिका चैव तथा स्वादुरसेति च।
मृद्वीका मधुयोनिश्च तथा कालफलेति च।।२३४।।

द्राक्षा, गोस्तनिका, स्वादुरसा, मृद्वीका, मधुयोनि तथा कालफला-ये **द्राक्षा** के नाम हैं।

वानस्पतिक नाम- *Vitis vinifera* L. **कुल-** Vitaceae **अंग्रेजी नाम-** Grapes

कट्फलं लोध्रादौ।

कट्फल पहले (१०४) लोध्रादिगण में आ चुका है।

राजादननामानि

राजादनः पलासी च क्षीरिका श्लेष्मकस्तथा।
तथामृतफल[१]श्चैव शाखामृगशुकप्रियः[२]।।२३५।।

राजादन, पलासी, क्षीरिका, श्लेष्मक, अमृतफल, शाखामृगप्रिय तथा शुकप्रिय- ये **राजादन** के नाम हैं।

वानस्पतिक नाम- *Manilkara hexandra* (Roxb.) Dubard **Syn.-** *Mimusops hexandra* Roxb. **कुल-** Sapotaceae **अंग्रेजी नाम-** Six stamens balata

१. तथा मृत्स्नफलः-मु.; तथामृतफलः-सो.नि.
२. मुखप्रियः-मु.; शुकप्रियः-सो.नि.

दाडिमनामानि

दाडिमो रक्तकुसुम: करक: शुकवल्लभ:।
मधुराम्लफलश्चैव शब्दै: पर्यायवाचकै:।।२३६।।

दाडिम, रक्तकुसुम, करक, शुकवल्लभ तथा मधुराम्लफल-ये **दाडिम** के नाम हैं।

वानस्पतिक नाम- *Punica granatum* L. **Syn.-** *Punica nana* L., *Punica spinosa* Lam. **कुल-** Punicaceae **अंग्रेजी नाम-** Pomegranate

कतकनामानि

कतकश्छेदनीयश्च चक्षुष्यफल एव च।
प्रसादनफलश्चैव शब्दै: पर्यायवाचकै:।।२३७।।

कतक, छेदनीय, चक्षुष्यफल तथा प्रसादनफल-ये **कतक** के नाम हैं।

वानस्पतिक नाम- *Strychnos potatorum* Linn. f. **Syn.-** *Strychnos stuhlmannii* Gilg **कुल-**Loganiaceae **अंग्रेजी नाम-** Clearing nut tree

शाकनामानि

शाक: शबलशाकश्च महापत्रो हलीसक:।
भूमिसहो द्वारदारु: स्थिरक: खरपत्रक:।।२३८।।

शाक, शबलशाक, महापत्र, हलीसक, भूमिसह, द्वारदारु, स्थिरक तथा खरपत्रक-ये **शाक** के नाम हैं।

वानस्पतिक नाम- *Tectona grandis* L. f. **Syn-***Jatus grandis* (L.f.) Kuntze. **कुल-** Verbenaceae **अंग्रेजी नाम-** Indian teak tree

त्रिफला मुष्ककादौ।

त्रिफला पहले (१४३-१४५) मुष्ककादिगण में आ चुका है।

परूषकादिको नाम्ना गण: पित्तानिलापह:।
मूत्रदोषहरो हृद्य: पिपासाघ्नोऽरुचौ हित:।।२३९।।

यह परूषकादिगण पित्तवातनाशक, मूत्रदोषहर, हृद्य, पिपासा को शान्त करने वाला तथा अरुचि में हितकर होता है।

★ ★ ★

अथ अम्बष्ठादिगण:

अम्बष्ठानामानि

अम्बष्ठा सैव तन्वङ्गी मसूरविदलेति च।
एकैषिका च पठिता साहसी चापि शब्दिता।।२४०।।

अम्बष्ठा, तन्वङ्गी, मसूरविदला, एकैषिका तथा साहसी- ये **अम्बष्ठा** के नाम हैं।

धातकीनामानि

धातकी ताम्रपुष्पा च कुञ्जरा मद्यवासिनी।
पार्वतेया सुपुष्पा च पुङ्खपुष्पा च शब्दिता।।२४१।।

धातकी, ताम्रपुष्पा, कुञ्जरा, मद्यवासिनी, पार्वतेया , सुपुष्पा व पुङ्खपुष्पा- ये **धातकी** के नाम हैं।

वानस्पतिक नाम- *Woodfordia fruticosa* (L.) Kurz **Syn.-** *Woodfordia floribunda* Salisb. **कुल-** Lythraceae **अंग्रेजी नाम-** Fire flame bush

तस्य पुष्पाणि।

अम्बष्ठादिगण में पठित द्रव्यों में धातकी के पुष्प का प्रयोग करना चाहिए।

नमस्करीनामानि

समङ्गा शमीपत्रा च तथैवाञ्जलिकारिका।
नमस्करी रक्तमूला तथा पृष्ठप्रचोदिका।।२४२।।

समङ्गा, शमीपत्रा, अञ्जलिकारिका, नमस्करी, रक्तमूला तथा पृष्ठप्रचोदिका- ये **नमस्करी** के नाम हैं।

वानस्पतिक नाम- *Mimosa pudica* L. **Syn.-** *Mimosa hispidula* Kunth **कुल-** Mimosaceae **अंग्रेजी नाम-** Sensitive plant

अरलुनामानि

कट्वङ्गश्चारलुश्चैव दीर्घवृन्तस्तथैव च।
पूतिपत्रो भूरिवृक्षो नि:सारश्चापि शब्दित:।।२४३।।

कट्वङ्ग, अरलु, दीर्घवृन्त, पूतिपत्र, भूरिवृक्ष तथा नि:सार-ये **अरलु** के नाम हैं।

वानस्पतिक नाम- *Ailanthus excelsa* Roxb. **Syn.**- *Ailanthus wightii* Tiegh. **कुल-** Simaroubaceae **अंग्रेजी नाम-** Indian Tree of Heaven

मधुकं हरिद्रादौ।

मधुक पहले (१९१) हरिद्रादिगण में आ चुका है।

बिल्वकं वरुणादौ। तस्य फलपेशिका।

बिल्व पहले (८२) वरुणादिगण में आ चुका है। इसके बालफल की गिरि (फलमज्जा) का प्रयोग करना चाहिए।

रोध्रशब्दो रोध्रादावेव।

रोध्र पहले (९९) रोध्रादिगण में आ चुका है।

पलासो मुष्ककादौ।

पलास मुष्ककादिगण में आ चुका है तथा इससे पहले (१०१) इसका वर्णन लोध्रादिगण में किया गया है।

नन्दीवृक्षनामानि

नन्दीवृक्ष: प्ररोही च जयवृक्षो वनस्पति:।
पिष्टक्षीरी[1] च पठित: शब्दै: पर्यायवाचकै:।।२४४।।

नन्दीवृक्ष, प्ररोही, जयवृक्ष, वनस्पति तथा पिष्टक्षीरी-ये **नन्दीवृक्ष** के नाम हैं।

वानस्पतिक नाम- *Ficus retusa* L. **Syn.**- *Ficus microcarpa* L.f. **कुल-** Moraceae **अंग्रेजी नाम-** Small leaved banyan

पद्मकेशरं नलिनमञ्जनादौ।।

पद्म=नलिन पहले (२३१) अञ्जनादिगण में आ चुका है। अम्बष्ठादिगण में पठित द्रव्यों में पद्मपुष्प के केशर का प्रयोग करना चाहिए।

★ ★ ★

१. पिष्टक्षीरी-मु.; पृथुक्षीरी-च.नि.

अथ प्रियङ्ग्वादिगण:

प्रियङ्गुरेलादौ।।

प्रियङ्गु पहले (१६८) एलादिगण में आ चुका है।

समङ्गा धातकीकुसुमानि चाम्बष्ठादौ[१]।।

समङ्गा (२४२) व धातकी (२४१) पहले अम्बष्ठादिगण में आ चुके हैं।

पुन्नागपुष्पमेलादौ।।

पुन्नाग पहले (१८५) एलादिगण में आ चुका है। प्रियङ्ग्वादिगण में पठित द्रव्यों में पुन्नाग के पुष्पों का प्रयोग करना चाहिए।

चन्दनं सालसारादौ।।

चन्दन पहले (६२) सालसारादिगण में आ चुका है।

शाल्मलीनामानि

मोचश्च शाल्मली चैव तथा तूलफलेति च।
कुक्कुटी कण्टकीला[२] च तथा मातुलवृक्षक:।।२४५।।

मोच, शाल्मली, तूलफला, कुक्कुटी, कण्टकीला तथा मातुलवृक्षक-ये **शाल्मली** के नाम हैं।

वानस्पतिक नाम-*Bombax ceiba* L. **Syn.-** *Bombax malabaricum* DC. **कुल-**Bombacaceae **अंग्रेजी नाम-** Silk cotton tree

रसाञ्जनाञ्जनेऽञ्जनादौ।

रसाञ्जन (२३०) व सौवीराञ्जन (२२९) पहले अञ्जनादिगण में आ चुके हैं।

कुम्भीनामानि

कुम्भीको घटवृक्षश्च तथा कुम्भफलश्च स:।
किञ्जरो पानवृक्षश्च स्थालिकावृक्ष एव च।।२४६।।

कुम्भीक, घटवृक्ष, कुम्भफल, किञ्जर, पानवृक्ष तथा स्थालिकावृक्ष-ये **कुम्भी** के नाम हैं।

१. सुश्रुतसंहितायाम् अम्बष्ठादिगणे धातकीकुसुमानि द्रव्यरूपेण स्वीकृतानि, परमत्र सौश्रुतनिघण्टौ इत: प्रागम्बष्ठादिगणे धातकीवर्णनं न वर्तते।

२. कण्टकीला-मु.; कण्टमाली-स.नि.; कण्टकाढ्या-म.नि.

वानस्पतिक नाम- *Careya arborea* Roxb. **Syn.-** *Barringtonia arborea* (Roxb.) F.Muell. **कुल-** Lecythidaceae **अंग्रेजी नाम-** Wild guava

मञ्जिष्ठानामानि

योजनवल्ली मञ्जिष्ठा ताम्रमूला च शब्दिता।
कालमेषी च काला च सैव भाण्डीरिका मता।।२४७।।

योजनवल्ली, मञ्जिष्ठा, ताम्रमूला, कालमेषी, काला तथा भाण्डीरिका-ये **मञ्जिष्ठा** के नाम हैं।

वानस्पतिक नाम- *Rubia cordifolia* L. **Syn.-** *Rubia munjista* Roxb.; *Galium cordifolium* (L.) Kuntze **कुल-** Rubiaceae **अंग्रेजी नाम-** Madder root

यवासकनामानि

दीर्घमूला तथाऽनन्ता समुद्रान्ताऽपि चोच्यते।
दूरानुगतमूला च तथा चापि यवासकः।।२४८।।

दीर्घमूला, अनन्ता, समुद्रान्ता, दूरानुगतमूला तथा यवासक-ये **यवासक** के नाम हैं।

वानस्पतिक नाम- *Alhagi maurorum* Medik. **Syn.-** *Alhagi pseudalhagi* (Bieb.) Desv., *Alhagi camelorum* Fisch. **कुल-** Fabaceae **अंग्रेजी नाम-** Arabian manna plant

गणौ प्रियङ्ग्वम्बष्ठादी पक्वातीसारनाशनौ।
सन्धानीयौ हितौ पित्ते व्रणानाञ्चापि रोपणौ।।२४९।।

ये दोनों प्रियङ्ग्वादिगण व अम्बष्ठादिगण पक्वातीसार का नाश करने वाले, भग्नसंधानकारक, पित्त में हितकर तथा व्रण का रोपण करने वाले हैं।

★ ★ ★

अथ न्यग्रोधादिगणः

न्यग्रोधनामानि

न्यग्रोधश्च वटश्चैव तथा रक्तफलः स्मृतः।
क्षीरी वैश्रवणावासः पादपी शृङ्गिरेव च।।२५०।।

न्यग्रोध, वट, रक्तफल, क्षीरी, वैश्रवणावास, पादपी तथा शृङ्गि-ये **न्यग्रोध** के नाम हैं।

वानस्पतिक नाम- *Ficus benghalensis* L. **Syn**.- *Ficus banyana* Oken **कुल-** Moraceae **अंग्रेजी नाम-** Banyan tree

अश्वत्थनामानि

अश्वत्थः पिप्पलः शृङ्गी चलपर्णो गजाशनः।
दीर्घायुश्चैत्यवृक्षश्च बोधिवृक्षश्च शब्दितः।।२५१।।

अश्वत्थ, पिप्पल, शृङ्गी, चलपर्ण, गजाशन, दीर्घायु, चैत्यवृक्ष तथा बोधिवृक्ष-ये **अश्वत्थ** के नाम हैं।

वानस्पतिक नाम- *Ficus religiosa* L. **Syn**.- *Ficus caudata* Stokes; *Ficus peepul* Griff. **कुल-** Moraceae **अंग्रेजी नाम:** Sacred fig

उदुम्बरनामानि

उदुम्बरः स्कन्धफलो हेमदुग्धः सदाफलः।
यज्ञयोग्यो जन्तुफलो मतश्चापि वनस्पतिः।।२५२।।

उदुम्बर, स्कन्धफल, हेमदुग्ध, सदाफल, यज्ञयोग्य, जन्तुफल तथा वनस्पति-ये **उदुम्बर** के नाम हैं।

वानस्पतिक नाम- *Ficus racemosa* L. **Syn**.- *Ficus glomerata* Roxb. **कुल-** Moraceae **अंग्रेजी नाम-** Cluster fig

प्लक्षनामानि

प्लक्षः प्लवः सुशीतश्च पिप्परिः शुङ्गिरेव च।
अश्वत्थपत्रिका चापि तथा चापि कपीतनः।।२५३।।

प्लक्ष, प्लव, सुशीत, पिप्परि, शुङ्गि, अश्वत्थपत्रिका तथा कपीतन-ये **प्लक्ष** के नाम हैं।

वानस्पतिक नाम- *Ficus lacor* Buch.-Ham. **Syn.**- *Ficus avium* Gagnep. **कुल-** Moraceae **अंग्रेजी नाम-** Plaksh

मधूकः सारिवादौ व्याख्यातः।।

मधूक पहले (२२६) सारिवादिगण में आ चुका है।

ककुभोऽर्जुनः सालसारादौ।।

ककुभ=अर्जुन पहले (६८) सालसारादिगण में आ चुका है।

आम्रनामानि

आम्रश्च सहकारश्च चूतो मधुकरप्रियः।
वसन्तदूतश्च तथा मन्मथः पुष्पमञ्जरी।।२५४।।

आम्र, सहकार, चूत, मधुकरप्रिय, वसन्तदूत, मन्मथ तथा पुष्पमञ्जरी-ये **आम्र** के नाम हैं।

वानस्पतिक नाम- *Mangifera indica* L.; **कुल-** Anacardiaceae; **अंग्रेजी नाम-** Mango tree.

जम्बूनामानि

जम्बूः सुरभिपत्रा च महाजम्बूर्महाफला।
सुरभी राजजम्बूश्च महास्कन्धा च कीर्तिता।।२५५।।

जम्बू, सुरभिपत्रा, महाजम्बू, महाफला, सुरभी, राजजम्बू तथा महास्कन्धा-ये **जम्बू** के नाम हैं।

वानस्पतिक नाम- *Syzygium cumini* (L.) Skeels. **Syn**-*Eugenia jambolana* Lam. **नाम-** Myrtaceae **अंग्रेजी नाम-** Jambul Tree

काकजम्बूनामानि

वेतसी काकजम्बूश्च नादेयी शीतपल्लवा।
भ्रमरप्रिया मेघवर्णा द्वितीया जम्बुरुच्यते।।२५६।।

वेतसी, काकजम्बू, नादेयी, शीतपल्लवा, भ्रमरप्रिया, मेघवर्णा तथा जम्बु-ये **काकजम्बू** के नाम हैं।

वानस्पतिक नाम- *Syzygium salicifolium* (Wight) J.Graham **Syn.-** *Eugenia heyneana* Duthie **कुल-**Myrtaceae

प्रियालनामानि

प्रियालो बहलत्वक्च चारो द्राक्षाफलस्तथा।
मधुराम्लफलश्चैव खरस्कन्धश्च शब्दितः।।२५७।।

प्रियाल, बहलत्वक्, चार, द्राक्षाफल, मधुराम्लफल तथा खरस्कन्ध-ये **प्रियाल** के नाम हैं।

वानस्पतिक नाम: *Buchanania cochinchinensis* (Lour.) M.R.Almeida **Syn.-** *Buchanania lanzan* Spreng. **कुल-** Anacardiaceae **अंग्रेजी नाम-** Chironji Tree

कट्फलनामानि

रोहिणी वल्कसोमश्च सोमवृक्षोऽथ कट्फलः।
महात्वक्को रञ्जनश्च महावल्कल एव च।।२५८।।

रोहिणी, वल्कसोम, सोमवृक्ष, कट्फल, महात्वक्क, रञ्जन तथा महावल्कल-ये **कट्फल** के नाम हैं।

वानस्पतिक नाम- *Morella esculenta* (Buch.-Ham. ex D.Don) I.M.Turner **Syn.-** *Myrica esculenta* Buch Ham. ex D.Don; *Myrica sapida* Wall. **कुल-** Myricaceae **अंग्रेजी नाम-** Box myrtle

वेतसनामानि

वञ्जुलो वेतसश्चैव नादेयो दीर्घपत्रकः।
विदुलो वैदली चैव जलकामो निकुञ्जकः।।२५९।।

वञ्जुल, वेतस, नादेय, दीर्घपत्रक, विदुल, वैदली, जलकाम तथा निकुञ्जक-ये **वेतस** के नाम हैं।

वानस्पतिक नाम: *Salix caprea* L. **कुल:** Salicaceae **अंग्रेजी नाम:** Willow

कदम्बो रोध्रादौ।

कदम्ब पहले (१०८) रोध्रादिगण में आ चुका है।

बदरीनामानि

बदरी कोलिका चैव तथा कर्कटकीफला।
स्निग्धपिच्छिलपत्रा च तथा चापि विकण्टका।।२६०।।

बदरी, कोलिका, कर्कटकीफला, स्निग्धपत्रा, पिच्छिलपत्रा तथा विकण्टका- ये **बदरी** के नाम हैं।

वानस्पतिक नाम- *Ziziphus jujuba* Lam. **कुल-** Rhamnaceae **अंग्रेजी नाम-** Jujube

तिन्दुकीनामानि

तिन्दुकी कालसारा च नीलस्कन्धा तथैव च।
विस्फूर्जनी विस्फुटनी तथा चार्ष्णितरावणी।।२६१।।

तिन्दुक, कालसारा, नीलस्कन्धा, विस्फूर्जनी, विस्फुटनी, चार्ष्णित तथा रावणी-ये **तिन्दुकी** के नाम हैं।

वानस्पतिक नाम- *Diospyros malabarica* (Desr.) Kostel. **Syn.-** *Diospyros peregrina* (Gaertn) Gurke **कुल-** Ebenaceae **अंग्रेजी नाम-** Gaub

न्यग्रोधादिर्गणो व्रण्यः संग्राही भग्नसाधकः।
रक्तपित्तहरो दाहमेदोघ्नो योनिदोषहा।।२६२।।

यह न्यग्रोधादिगण व्रण में हितकर, संग्राही व भग्नसंधानकारक है तथा रक्तपित्त, दाह, मेद एवं योनिदोषों को दूर करता है।

★ ★ ★

अथ गुडूच्यादिगणः

धान्यकनामानि

कुस्तुम्बुरु हृद्यगन्धो धनिका धान्य एव च।
अल्लिका चापि पठिता वेषणप्रवराऽपि च।।२६३।।

कुस्तुम्बुरु, हृद्यगन्ध, धनिका, धान्य, अल्लिका तथा वेषणप्रवरा-ये **धान्यक** के नाम हैं।

वानस्पतिक नाम- *Coriandrum sativum* L. **Syn.-** *Coriandrum majus* Gouan **कुल-** Apiaceae **अंग्रेजी नाम-** Coriander

चन्दनं सालसारदौ।

चन्दन पहले (६२) सालसारादिगण में आ चुका है।

पद्मकं काकोल्यादाविति।

पद्मक (पद्मकाष्ठ) पहले (२१५) काकोल्यादिगण में आ चुका है।

एष सर्वज्वरं हन्ति गुडूच्यादिस्तु दीपनः।
हृल्लासारोचकवमीपिपासादाहनाशनः।।२६४।।

यह गुडूच्यादिगण सभी प्रकार के ज्वरों को नष्ट करने वाला व अग्निदीपन है। यह हृल्लास, अरुचि, वमि, पिपासा व दाह का शमन करता है।

★ ★ ★

अथ उत्पलादिगण:

उत्पलनामानि

उत्पलङ्कन्दजं नीलं श्लक्ष्णनालं जलोद्भवम्।
शीतलं शीतवीर्यञ्च सूर्यबोधि[1] शशिप्रभम्।।२६५।।

उत्पल, कन्दज, नील, श्लक्ष्णनाल, जलोद्भव, शीतल, शीतवीर्य, सूर्यबोधि तथा शशिप्रभ-ये **उत्पल** के नाम हैं।

वानस्पतिक नाम- *Nymphaea nouchali* Burm.f. **Syn.-** *Nymphaea stellata* Willd. **कुल-** Nymphaeaceae **अंग्रेजी नाम-** Indian blue water Lily

रक्तोत्पलनामानि

रक्तोत्पलं रक्तनालं श्रीनिकेतं मनोरमम्।
विशालं रक्तकुमुदं भ्रमरेष्टं वरोद्भवम्।।२६६।।

रक्तोत्पल, रक्तनाल, श्रीनिकेत, मनोरम, विशाल, रक्तकुमुद, भ्रमरेष्ट तथा वरोद्भव-ये **रक्तोत्पल** के नाम हैं।

वानस्पतिक नाम- *Nymphaea rubra* Roxb. ex Andrews **कुल-** Nymphaeaceae **अंग्रेजी नाम-** Indian red water Lily

कुमुदनामानि

कुमुदं श्वेतवर्णञ्च शष्प[2]गर्दभकं सितम्।
चारुवृन्तञ्च विज्ञेयं श्यामवृन्तमथापि च।।२६७।।

कुमुद, श्वेतवर्ण, शष्प, गर्दभक, सित, चारुवृन्त तथा श्यामवृन्त-ये **कुमुद** के नाम हैं।

वानस्पतिक नाम- *Nymphaea alba* L. **कुल-** Nymphaeaceae **अंग्रेजी नाम-** Water-lily

इन्दीवरनामानि

सौगन्धिकं रक्तनीलं कर्णपूरं वरोत्पलम्।
जात्युत्पलञ्च पठितं वृत्तेन्दीवरमेव च।।२६८।।

---

१. सूर्यबोधि-मु., सूर्यबन्धु-स.नि.

२. शष्म-मु.

सौगन्धिक, रक्तनील, कर्णपूर, वरोत्पल, जात्युत्पल तथा वृत्तेन्दीवर-ये **इन्दीवर** के नाम हैं।

काकोत्पलनामानि

कुवलयं कुड्मलं च कालजं काककुड्मलम्।
काकोत्पलञ्च पठितं काकलोड्यमथापि च।।२६९।।

कुवलय, कुड्मल, कालज, काककुड्मल, काकोत्पल तथा काकलोड्य-ये **काकोत्पल** के नाम हैं।

नलिनमञ्जनादौ।

नलिन=पद्म पहले (२३१) अञ्जनादिगण में आ चुका है।

पुण्डरीकनामानि

पुण्डरीकस्य नामानि नलिनेन विभावयेत्।
विशेषः पुण्डरीके तु शुक्लनाम प्रयोजयेत्।।२७०।।

नलिन=पद्म के जो नाम हैं वही पुण्डरीक के भी जानने चाहिए, किन्तु पुण्डरीक के नामों में यह विशेष है कि उनसे पहले शुक्ल शब्द का भी प्रयोग किया जाता है।

मधुकं हरिद्रादौ।

मधुक=मधुयष्टि पहले (१९१) हरिद्रादिगण में आ चुकी है।

उत्पलादिरयं दाहरक्तपित्तविनाशनः।
पिपासाविषहृद्रोगछर्दिमूर्च्छाहरो गणः।।२७१।।

यह उत्पलादिगण दाह, रक्तपित्त, पिपासा, विष, हृदयरोग, छर्दि तथा मूर्च्छा का नाश करता है।

★ ★ ★

अथ मुस्तादिगण:

मुस्ता वचादौ।

मुस्ता पहले (१८८) वचादिगण में आ चुका है।

हरिद्राद्वयं हरिद्रादावेव।।

हरिद्राद्वय=हरिद्रा व दारुहरिद्रा पहले (१८९-१९०) हरिद्रादिगण में आ चुके हैं।

त्रिफला मुष्ककादौ।।

त्रिफला पहले (१४३-१४५) मुष्ककादिगण में आ चुका है।

कुष्ठमेलादौ।

कुष्ठ पहले (१६३) एलादिगण में आ चुका है।

हैमवतीवचानामानि

हैमवत्यां वचायान्तु वचानामानि योजयेत्।
अयमेव विशेष: स्यादुत्तरापथिकेति च।।२७२।।

वचा के पर्यायों के साथ हैमवती शब्द को जोड़कर बनने वाले सभी नाम **हैमवतीवचा** के पर्याय हैं तथा **उत्तरापथिका** केवल इसी का ही पर्याय है, यह विशेष है।

वानस्पतिक नाम- *Paris polyphylla* Sm. **Syn.-** *Daiswa polyphylla* (Sm.) Raf. **कुल-**Melanthiaceae **अंग्रेजी नाम-** Himalayan Paris

पाठारग्वधादौ।

पाठा पहले (३९) आरग्वधादिगण में आ चुकी है।

कटुरोहिणी पिप्पल्यादौ।।

कटुराहिणी पहले (१६०) पिप्पल्यादिगण में आ चुकी है।

शार्ङ्गेष्टारग्वधादौ।

शार्ङ्गेष्टा पहले (४७) आरग्वधादिगण में आ चुकी है।

अतिविषा द्रमिडी चैव पूर्वनामा पिप्पल्यादौ।

अतिविषा (१५९) व द्रमिडी=एला (१५३) पहले पिप्पल्यादिगण में आ चुकी हैं।

एष मुस्तादिको नाम्ना गण: श्लेष्मानिलापह:।
योनिदोषहर: स्तन्यशोधन: पाचनस्तथा।।२७३।।

यह मुस्तादिगण कफ, वात व योनिदोषों का नाशक तथा पाचन होता है।

अथ त्रिफला

हरीतक्यामलकबिभीतकानि मुष्ककादौ।

हरीतकी, आमलक व बिभीतक- इन तीनों द्रव्यों के योग को **त्रिफला** कहते हैं। इनका वर्णन पहले (१४३-१४५) मुष्ककादिगण में आ चुका है।

त्रिफला कफपित्तघ्नी मेहकुष्ठविनाशनी।
चक्षुष्या दीपनी चैव विषमज्वरनाशनी।।२७४।।

त्रिफला कफ, पित्त, मेह व कुष्ठ का नाशक, चक्षुष्य, दीपन तथा विषज्वर को दूर करने वाला होता है।

अथ लघुपञ्चमूलम्

एरण्डबृहतीद्वयं पृथक्पर्णी सालपर्णी विदारिगन्धादौ।

एरण्ड, बृहतीद्वय (बृहती व कण्टकारी), पृथक्पर्णी तथा सालपर्णी-ये पाँच द्रव्य **लघुपञ्चमूल** कहलाते हैं। इनका वर्णन क्रमश: पहले (२९,२५,२६,१८,१३) विदारिगन्धादिगण में आ चुका है।

अथ बृहत्पञ्चमूलम्

बिल्वाग्निमन्थौ वरुणादौ।

बिल्व (८२) व अग्निमन्थ (७९) का वर्णन पहले वरुणादिगण में आ चुका है।

टुण्टुक: श्योनाको वीरतरादौ[१]।

टुण्टुक=श्योनाक का वर्णन पहले (९४) वीरतरादिगण में आ चुका है।

काश्मरी कट्फलं पूर्वनामा रोध्रादौ।

काश्मरी=कट्फल का वर्णन पहले (१०४) रोध्रादिगण में आ चुका है।

१. वरुणादौ-मु.; वीरतरादौ-शोधितपाठ:, औचित्यानुरोधात्। यत: श्योनाक: (भल्लूक:) सुश्रुतसंहितायां सौश्रुतनिघण्टौ च वीरतरादिगणे उपलभ्यते, न तु वरुणादिगणे।

पाटलारग्वधादौ।

पाटला पहले (४०) आरग्वधादिगण में आ चुकी है।

बिल्व, अग्निमन्थ, टुण्टुक (श्योनाक), काश्मरी (कट्फल) तथा पाटला- ये पाँचों द्रव्य **बृहत्पञ्चमूल** कहलाते हैं।

अथ वल्लीपञ्चमूलम्

विदारीसारिवे विदारिगन्धादौ।

विदारी (१३) व सारिवा (२०) ये विदारिगन्धादिगण में आ चुके हैं।

हरिद्रा हरिद्रादौ।

हरिद्रा पहले (१८९) हरिद्रादिगण में आ चुकी है।

गुडूच्यारग्वधादौ।

गुडूची पहले (४५) आरग्वधादिगण में आ चुकी है।

अजश्रृङ्गी वरुणादौ।

अजश्रृङ्गी पहले (८३) वरुणादिगण में आ चुकी है।

विदारी, सारिवा, हरिद्रा, गुडूची तथा अजश्रृङ्गी-ये पाँच द्रव्य **वल्लीपञ्चमूल** कहलाते हैं।

अथ कण्टकपञ्चमूलम्

करमर्दीनामानि

करमर्दी क्षीरफला कृष्णपाकफलेति च।
अम्लपुष्पफला चैव वराम्ला च प्रकीर्तिता।।२७५।।

करमर्दी, क्षीरफला, कृष्णपाकफला, अम्लपुष्पफला तथा वराम्ला-ये **करमर्दी** के नाम हैं।

वानस्पतिक नाम- *Carissa carandas* L. **कुल-** Apocynace **अंग्रेजी नाम-** Karanda

त्रिकण्टक: श्वदंष्ट्राख्यो विदारिगन्धादौ।।

त्रिकण्टक=श्वदंष्ट्रा पहले (१७) विदारिगन्धादिगण में आ चुका है।

गृध्रनखीनामानि

गृध्रनख्यापिकाहिंस्रा तथा हिंस्रा च शब्दिता।
काकादनी दुरामोषा चक्रपर्णेति चोच्यते।।२७६।।

गृध्रनखी, अहिंस्रा, हिंस्रा, काकादनी, दुरामोषा तथा चक्रपर्णा- ये **गृध्रनखी** के नाम हैं।

वानस्पतिक नाम- *Capparis sepiaria* L. **कुल-**Capparaceae **अंग्रेजी नाम-** Wild caper bush

(कण्टकाख्यं पञ्चमूलं कफानिलहरं स्मृतम्।
मधुरानुरसं चैव पक्वाशयविशोधनम्।।
रक्तपित्तहरो ह्येष शोफत्रयविनाशनः।
सर्वमेहहरश्चैव शुक्रदोषनिषूदनः।।)[१]

करमर्दी, त्रिकण्टक (गोक्षुर), सैरीयक, शतावरी व गृध्रनखी-ये पाँच द्रव्य **कण्टकपञ्चमूल** कहलाते हैं। कण्टकपञ्चमूल कफवातनाशक व मधुर अनुरस होता है तथा पक्वाशय का शोधन करता है। यह रक्तपित्त, तीन प्रकार के शोफ, सभी प्रकार के मेह तथा शुक्रदोष का नाशक है।

अथ तृणपञ्चमूलम्

कुशः काशो नलो दर्भो गुण्ठवो वीरतरादाविति।

कुश, काश, नल, दर्भ व गुण्ठ-ये **तृणपञ्चमूल** कहलाते हैं। कुश (८९), काश (९०), नल (८८), दर्भ (८९) व गुण्ठ (८७) का वर्णन पहले वीरतरादिगण में आ चुका है।

(तृणजं पञ्चमूलं तु दाहप्रशमनं स्मृतम्।
पित्तमूत्रविषार्तानां प्रशस्तं च विशोधनम्।।)[२]

तृणपञ्चमूल दाहशामक है तथा पित्त, मूत्र व विष से सम्बन्धित विकारों में उत्तम शोधन का कार्य करता है।

तेषां वातहरावाद्यावन्त्यः पित्तविनाशनः।
पञ्चकौ श्लेष्मशमनावितरौ परिकीर्तितौ।।२७७।।

---

१. कोष्ठान्तर्गतः पाठो मातृकासु नोपलभ्यते, प्रकरणोपयोगित्वादयं पाठोऽत्र न्यस्तः।

२. कोष्ठान्तर्गतः पाठो मातृकासु नोपलभ्यते, प्रकरणोपयोगित्वादयं पाठोऽत्र न्यस्तः।

उपर्युक्त इन पञ्च पञ्चमूलों में आरम्भ के दो (बृहत्पञ्चमूल व लघुपञ्चमूल) वातनाशक हैं, अन्तिम (तृणपञ्चमूल) पित्तनाशक है तथा मध्य के दो (वल्लीपञ्चमूल व कण्टकपञ्चमूल) कफनाशक हैं।

त्रिवृतादिमन्यत्रोपदेक्ष्यामः।

त्रिवृतादिगण का उपदेश अन्यत्र (सुश्रुत संहिता में) किया जाएगा।

समासेन गणा ह्येते प्रोक्तास्तेषां तु विस्तरम्।
चिकित्सितेषु वक्ष्यामि ज्ञात्वा दोषबलाबलम्।। २७८।।
समीक्ष्य दोषभेदांश्च गणान् भिन्नान् प्रयोजयेत्।
पृथङ्मिश्रान् विभिन्नान् वा गणं व्यस्तं च संहतम्।।२७९।।

सुश्रुत संहिता में पूर्वोक्त गणों का संक्षेप से वर्णन किया गया है। इनका विस्तृत वर्णन (सुश्रुत संहिता में) चिकित्सा के साथ किया जाएगा। रोगी के दोष एवं बलाबल का विचार करके भिन्न दोषों के होने पर द्रव्यों का अलग-अलग प्रयोग करें, दोषों के मिश्रित होने पर मिश्रित द्रव्यों का प्रयोग करें तथा सभी प्रकार के दोष होने पर भिन्न-भिन्न अथवा समस्त द्रव्यों का प्रयोग करें।

द्वात्रिंशद् गणा ह्येते प्रोक्ता विस्तरतो मया।
अत ऊर्ध्वं प्रवक्ष्यामि यथास्थूलानि नामभिः।
प्रकीर्णकानि द्रव्यानि स्थावराणि चराणि च।।२८०।।

इस प्रकार मैंने यहाँ विस्तारपूर्वक बाईस (२२) गणों का वर्णन किया है। इसके बाद कुछ प्रसिद्ध प्रकीर्ण, स्थावर व चर द्रव्यों के नाममात्र का वर्णन यहाँ किया जाएगा।

वातङ्गिनीनामानि

वातङ्गिनी वार्तकिनी राजवातङ्गिनीति च।
सुस्वादुवातङ्गिनी च महावातङ्गिनीति च।।२८१।।

वातङ्गिनी, वार्तकिनी, राजवातङ्गिनी, सुस्वादुवातङ्गिनी तथा महावातङ्गिनी -ये **वातङ्गिनी** के नाम हैं।

वानस्पतिक नाम- *Solanum melongena* L. **Syn.-** *Solanum esculentum* Dunal **कुल-** Solanaceae **अंग्रेजी नाम-** Eggplant

श्वेतकाम्बोजीनामानि

श्वेतकाम्बोजिका तक्षी श्वेतपाकी बहुप्रजा[१]।
अवदानपाकी शरणा बहुपुत्रा च कीर्तित।।२८२।।

श्वेतकाम्बोजिका, तक्षी, श्वेतपाकी, बहुप्रजा, अवदानपाकी, शरणा तथा बहुपुत्रा-ये **श्वेतकाम्बोजी** (श्वेतगुञ्जा) के नाम हैं।

वानस्पतिक नाम- *Abrus fruticulosus* Wight & Arn. **Syn.-** *Abrus acutifolius* Blume ex Miq. **कुल-**Fabaceae

कृष्णकाम्बोजीनामानि

द्वितीया कृष्णकाम्बोजी कृष्णपाक्यपि चोच्यते।
एतान्येव तु नामानि श्वेतहीनानि योजयेत्।।२८३।।

कृष्णकाम्बोजी, कृष्णपाकी तथा श्वेत शब्द को हटाने से बनने वाले श्वेतकाम्बोजी के सभी पर्याय **कृष्णकाम्बोजी** के नाम हैं।

जलमधूकनामानि

यानि नामानि पर्यायैर्मधूके योजितानि तु।
मधूलके च तान्येव योज्यान्यल्पतरश्च सः।।२८४।।

जो नाम पर्यायरूप में मधूक के कहे गए हैं वे सभी मधूलक (जलमधूक) के भी जानने चाहिए। जलमधूक मधूक की अपेक्षा छोटा होता है।

वानस्पतिक नाम- *Madhuca longifolia* (J.Koenig ex L.) J.F.Macbr. **Syn.-** *Bassia longifolia* J.Koenig ex L. **कुल-**Sapotaceae

भल्लातकनामानि

भल्लातको[२]ऽरुष्करश्च रञ्जनोऽक्षरकारणः।
वीरवृक्षः शोफकरो रक्षोघ्नश्च प्रकीर्तितः।।२८५।।

भल्लातक, अरुष्कर, रञ्जन, अक्षरकारण, वीरवृक्ष, शोफकर तथा रक्षोघ्न-ये **भल्लातक** के नाम हैं।

वानस्पतिक नाम- *Semecarpus anacardium* L.f. **Syn.-** *Anacardium latifolium* Lam. **कुल-** Anacardiaceae **अंग्रेजी नाम-** The Marking-nut tree

---

१. बहुप्रदा-मु.; बहुप्रजा-शोधितपाठः, बहुपुत्रा इति पर्यायत्वात्।

२. बिम्बीतको-मु.; भल्लातको-रा.नि., च.नि.

रोहितकनामानि

रोहीतको रोहणकः सदापुष्पः प्लीहापहः।
रोहीतो वरतिक्तश्च रक्षोघ्नो रक्तपुष्पकः।। २८६।।

रोहीतक, रोहणक, सदापुष्प, प्लीहापह, रोहीत, वरतिक्त, रक्षोघ्न तथा रक्तपुष्पक- **ये रोहितक** के नाम हैं।

वानस्पतिक नाम- *Tecomella undulata* (Sm.) Seem. **Syn.-** *Bignonia glauca* Decne. **कुल-** Bignoniaceae **अंग्रेजी नाम-** Desert Teak

शाल्मलीनिर्यासनामानि

शाल्मलीवेष्टको यस्तु निर्यासः स तु शाल्मलः।
स च मोचरसः प्रोक्तः शब्दैः पर्यायवाचकैः।। २८७।।

शाल्मलीवेष्टक, शाल्मलीनिर्यास तथा मोचरस- ये **शाल्मलीनिर्यास** के नाम हैं।

वानस्पतिक नाम-*Bombax ceiba* L. **Syn.-** *Bombax malabaricum* DC. **कुल-**Bombacaceae **अंग्रेजी नाम-** Silk cotton tree oleoresin

पारिभद्रनामानि

पारिभद्रः पारिजातो जन्तुहा रक्तकेशरः।
तथा सुरतवृक्षश्च शब्दैः पर्यायवाचकैः।। २८८।।

पारिभद्र, पारिजात, जन्तुहा, रक्तकेशर तथा सुरतवृक्ष- ये **पारिभद्र** के नाम हैं।

वानस्पतिक नाम- *Erythrina variegata* L. **Syn.-** *Erythrina indica* Lam. **कुल-** Leguminosae **अंग्रेजी नाम-** Indian Coral Tree

वंशनामानि

वंशो वेणुर्यवफलस्तृणकेतुः सतीरहः।
त्वक्सारश्च सुपर्वा च मृत्युजीवोऽथ मस्करः।। २८९।।

वंश, वेणु, यवफल, तृणकेतु, सतीरह, त्वक्सार, सुपर्वा, मृत्युजीव तथा मस्कर- ये **वंश** के पर्याय हैं।

टिप्पणी-श्लोक में पठित मृत्युजीव के स्थान पर सम्भवतः मृत्युबीज पाठ होना चाहिए क्योंकि वंश पर फल आने के बाद यह नष्ट को जाता है तथा अभिधानरत्नमाला में भी वंश का एक पर्याय मृत्युफलाङ्कुर आया है।

वानस्पतिक नाम- *Bambusa bambos* (L.) Voss **Syn.-** *Bambusa arundinacea* (Retz.) Willd. **कुल-** Poaceae **अंग्रेजी नाम-** Indian Thorny Bamboo

कूष्माण्डकनामानि

कूष्माण्डको धूल्यवासः ....।

कूष्माण्डक व धूल्यवास- ये **कूष्माण्डक** के पर्याय हैं।

वानस्पतिक नाम- *Benincasa hispida* (Thunb.) Cogn. **Syn.-** *Benincasa cerifera* Savi **कुल-** Cucurbitaceae **अंग्रेजी नाम-** White Gourd

गौरखदिरनामानि

.............प्रोक्तः खदिरपत्रकः।
तथा च गौरखदिरः किञ्चित् खदिरकण्टकः।।२९०।।

खदिरपत्रक, गौरखदिर तथा खदिरकण्टक- ये **गौरखदिर** के पर्याय हैं।

वानस्पतिक नाम- *Acacia ferruginea* DC. **कुल-** Mimosaceae **अंग्रेजी नाम-** White Catechu

शमीनामानि

शमी पवित्रपत्रा च बिम्बिरी बहुकण्टकी।
अजप्रिया सूक्ष्मपत्रा मङ्गल्या च प्रकीर्तिता।। २९१ ।।

शमी, पवित्रपत्रा, बिम्बिरी, बहुकण्टकी, अजप्रिया, सूक्ष्मपत्रा तथा मङ्गल्या- ये **शमी** के नाम हैं।

वानस्पतिक नाम- *Prosopis cineraria* L. **Syn.-** *Prosopis spicigera* L. **कुल-**Mimosaceae **अंग्रेजी नाम-** Khejri Tree

नीलकुटजनामानि

कुटजी दासकुटजी नीली कुटजिका तथा।
क्षीरी कुटजिका चैव काली कुटजिकेति च।।२९२।।

कुटजी, दासकुटजी, नीलकुटजिका, क्षीरकुटजिका तथा कालकुटजिका- ये **नीलकुटज** के नाम हैं।

वानस्पतिक नाम- *Wrightia tinctoria* R. Br. **कुल-** Apocynaceae **अंग्रेजी नाम-** Sweet indrajao

सरलनामानि

सरलं पूतिकाष्ठञ्च पूतिदारु च शब्दितम्।
स्नेहकाष्ठं स्नेहदारु शब्दैः पर्यायवाचकैः।। २९३।।

सरल, पूतिकाष्ठ, पूतिदारु, स्नेहकाष्ठ तथा स्नेहदारु- ये **सरल** के नाम हैं।

वानस्पतिक नाम- *Pinus roxburghii* Sarg. **Syn.-** *Pinus longifolia* Roxb. ex Lamb. **कुल-**Pinaceae **अंग्रेजी नाम-** Pine

नीलिकानामानि

नीलिकाञ्जनिका चैव तथैवाञ्जलिकेशिका।
नीलपुष्पा रोमशिका धृतिका सा च शब्दिता।।२९४।।

नीलिका, अञ्जनिका, अञ्जलिकेशिका, नीलपुष्पा, रोमशिका तथा धृतिका- ये **नीलिका (?)** के नाम हैं।

दधिल्लिकानामानि

दधिल्लिका खट्वपादी गर्दभाञ्जलिकेति च।
क्षीरिणी लम्बणफला पाण्डुराञ्जलिकेति च।।२९५।।

दधिल्लिका, खट्वपादी, गर्दभाञ्जलिका, क्षीरिणी, लम्बणफला, पाण्डुरा तथा अञ्जलिका- ये **दधिल्लिका** (दधिपुष्पी) के नाम हैं।

वानस्पतिक नाम- *Mucuna monosperma* Wight. **कुल-**Fabaceae **अंग्रेजी नाम-** Negro bean

जीमूतकनामानि

जीमूतको देवदाली वृन्तकोषा कदम्बिका।
मूषिकानां विषघ्नी च तर्कारी च प्रकीर्तिता।। २९६।।

जीमूतक, देवदाली, वृन्तकोषा, कदम्बिका, मूषिकविषघ्नी तथा तर्कारी-ये **जीमूतक** के नाम हैं।

वानस्पतिक नाम- *Luffa echinata* Roxb. **कुल-** Cucurbitaceae **अंग्रेजी नाम-** Bristly luffa

तुम्बीनामानि

लम्बा तुम्बी तथेक्ष्वाकुः कटुकालाबुनीति च।
बृहत्फला राजपुत्री सैव पिण्डफला मता।। २९७।।

लम्बा, तुम्बी, इक्ष्वाकु, कटुकालाबुनी, बृहत्फला, राजपुत्री तथा पिण्डफला-ये **तुम्बी** के नाम हैं।

वानस्पतिक नाम- *Lagenaria siceraria* (Molina) Standl **Syn.**- *Lagenaria vulgaris* Seringe **कुल-** Cucurbitaceae **अंग्रेजी नाम-** Bottle gourd

कोशातकीनामानि

धामार्गवी कोषफला राजकोशातकी तथा।
कोशातकी कृतच्छिद्रा जालिनी कृतवेधना।। २९८।।

धामार्गवी, कोषफला, राजकोशातकी, कोशातकी, कृतच्छिद्रा, जालिनी तथा कृतवेधना-ये **कोशातकी** के नाम हैं।

वानस्पतिक नाम- *Luffa cylindrica* (L.) M. Roemer **Syn.**- *Luffa aegyptiaca* Mill. ex Hook. f. **कुल-** Cucurbitaceae **अंग्रेजी नाम-** Sponge gourd

इन्द्रवारुणीनामानि

मृगादनी विशाला च मृगेर्वारुकिनीति च।
इन्द्रवारुण्यमरिका तथा चित्रफलेति च।। २९९।।

मृगादनी, विशाला, मृगेर्वारुकिनी, इन्द्रवारुणी, अमरिका तथा चित्रफला-ये **इन्द्रवारुणी** के नाम हैं।

वानस्पतिक नाम--*Citrullus colocynthis* (L.) Schrad. **Syn.**- *Cucumis colocynthis* L. **कुल-** Cucurbitaceae **अंग्रेजी नाम-** Colocynth

काकोदुम्बरीनामानि

काकोदुम्बरिका काकी वायसी जघनेफला।
मूककर्कटिका[१] चैव भद्रोदुम्बरिकेति च।। ३००।।

काकोदुम्बरिका, काकी, वायसी, जघनेफला, मूककर्कटिका तथा भद्रोदुम्बरिक-ये **काकोदुम्बरी** के नाम हैं।

वानस्पतिक नाम- *Ficus hispida* L. f. **Syn.**- *Ficus oppositifolia* Willd. **कुल-** Moraceae **अंग्रेजी नाम-** Wild fig

---

१. मूककर्कटिका-मु.; मूलकर्कटिका-कै.नि.

अक्कोल्लनामानि

अक्कोल्लश्च किरिल्लश्च सुरतो दीर्घकीलक:।
पीतसारस्ताम्रफलो गन्धपुष्पश्च शब्दित:।। ३०१।।

अक्कोल्ल, किरिल्ल, दीर्घकीलक, पीतसार, ताम्रफल तथा गन्धपुष्प-ये **अक्कोल्ल** के नाम हैं।

वानस्पतिक नाम- *Alangium salvifolium* (L. f.) Wang. **Syn.-** *Alangium decapetalum* Lam. **कुल-** Cornaceae **अंग्रेजी नाम-** Sage Leaved Alangium

शेलुनामानि

शेलु: श्लेष्मातक: शीतो मुद्गपुष्पो ग्रहद्रुम:।
उद्दालक: श्लेष्मफलो विषघ्नो द्विजकुत्सित:।। ३०२।।

शेलु, श्लेष्मातक, शीत, मुद्गपुष्प, ग्रहद्रुम, उद्दालक, श्लेष्मफल, विषघ्न तथा द्विजकुत्सित-ये **शेलु** के नाम हैं।

वानस्पतिक नाम- *Cordia myxa* Roxb. **कुल-** Boraginaceae **अंग्रेजी नाम-** Assyrian Plum

शतपुष्पानामानि

शतपुष्पा शताह्वा च मिशी मधुरिकेति च।
मधुपुष्पा मागधिका तथा चामरपुष्पिका।। ३०३।।

शतपुष्पा, शताह्वा, मिशी, मधुरिका, मधुपुष्पा, मागधिका तथा अमरपुष्पिका-ये **शतपुष्पा** के नाम हैं।

वानस्पतिक नाम- *Anethum graveolens* L. **Syn.-** *Peucedanum graveolens* (L.) Hiern **कुल-** Apiaceae **अंग्रेजी नाम-** Indian dill fruit

महाकदम्बनामानि

नीपो महाकदम्बश्च वृत्तपुष्पश्च शब्दित:।
कदम्बनामभिश्चैवं भाषन्ते नामकोविदा:।। ३०४।।

नीप, महाकदम्ब तथा वृत्तपुष्प- ये **महाकदम्ब** के नाम हैं। इसे कदम्ब के नामों से भी जाना जाता है।

कोविदारनामानि

कोविदारः कुदारश्च कुण्डली[1] ताम्रपुष्पकः।
उद्दालकश्छर्दनकस्तथा यमलपत्रकः।। ३०५।।

कोविदार, कुदार, कुण्डली, ताम्रपुष्पक, उद्दालक, छर्दनक तथा यमलपत्रक-ये **कोविदार** के नाम हैं।

वानस्पतिक नाम- *Phanera purpurea* (L.) Benth. **Syn.-** *Bauhinia purpurea* L. **कुल-** Leguminosae **अंग्रेजी नाम-** Butter tree

वासानामानि

आटरुषोऽथ वासा च पुष्पः सिंहमुखोऽपि च।
वृषश्च नामभिर्ज्ञेयो रक्तपित्तहरोऽपि च।। ३०६।।

आटरुष, वासा, पुष्प, सिंहमुख, वृष तथा रक्तपित्तहर-ये **वासा** के नाम हैं।

वानस्पतिक नाम : *Justicia adhatoda* L. **Syn.-** *Adhatoda zeylanica* Medik., *Adhatoda vasica* Nees; **कुल :** Acanthaceae; **अंग्रेज़ी नाम:** Malabar nut

अर्कपुष्पीनामानि

पयस्या क्षीरिका चैव प्रोक्ता चैवार्कपुष्पिका।
आदित्यपुष्पा शीता च स्वादुपुष्पा तथैव च।। ३०७।।

पयस्या, क्षीरिका, अर्कपुष्पिका, आदित्यपुष्पा, शीता तथा स्वादुपुष्पा-ये **अर्कपुष्पी** के नाम हैं।

वानस्पतिक नाम- *Leptadenia reticulata* (Retz.) W. & A. **Syn.-** *Gymnema aurantiacum* Wall. ex Hook. f. **कुल-** Asclepiadaceae **अंग्रेजी नाम-** Leptadenia

धन्वननामानि

धन्वनो धनुर्वृक्षश्च गोत्रवृक्षो महाचरः।
रुजासहो विज्जलको रक्तस्वादुफलस्तथा।। ३०८।।

धन्वन, धनुर्वृक्ष, गोत्रवृक्ष, महाचर, रुजासह, विज्जलक, रक्तफल तथा स्वादुफल-ये **धन्वन** के नाम हैं।

वानस्पतिक नाम- *Grewia tiliifolia* Vahl. **Syn.-** *Grewia arborea* Roxb. ex Rottl. **कुल-** Malvaceae **अंग्रेजी नाम:** Dhaman

१. सुदारश्च कुलजी-मु., कुदारश्च कुण्डली-च.नि.

बलानामानि

बला चौदनिका चैव विज्जलौदरिकेति च।
भद्रौदनी शीतकूरा[1] शब्दैः पर्यायवाचकैः।। ३०९।।

बला, ओदनिका, विज्जला, औदरिका, भद्रौदनी तथा शीतकूरा-ये **बला** के नाम हैं।

वानस्पतिक नाम- *Sida cordifolia* L. **Syn.-** *Sida altheifolia* Sw. **कुल-** Malvaceae **अंग्रेजी नाम-** Country mallow

महाबलानामानि

महाबला भूरिबला पीतपुष्पा च शब्दिता।
तथा चातिबला प्रोक्ता शब्दैः पर्यायवाचकैः।। ३१०।।

महाबला, भूरिबला, पीतपुष्पा तथा अतिबला-ये **महाबला** के नाम हैं।

महाबला-वानस्पतिक नाम- *Sida rhombifolia* L. **Syn.-** *Diadesma rhombifolia* (L.) Raf. **कुल-** Malvaceae **अंग्रेजी नाम-** Cuban jute

पिण्डीतकनामानि

पिण्डीतको वराहाख्यः कालपिण्डीतकोऽपि च।
महापिण्डीतकश्चापि मधुपिण्डीतकस्तथा।। ३११।।

पिण्डीतक, वराह, कालपिण्डीतक, महापिण्डीतक तथा मधुपिण्डीतक-ये **पिण्डीतक** के नाम हैं।

श्वेतपिण्डीतकनामानि

पिण्डीतकः करघाटी तीक्ष्णकीलक एव च।
श्वेतपिण्डीतकश्चैव करघातश्च शब्दितः।। ३१२।।
स्नेहपिण्डीतकश्चापि वर्णपिण्डीतकस्तथा।
शुक्लपिण्डीतकः प्रोक्तः श्लक्ष्णपिण्डीतकोऽपि च।। ३१३।।

पिण्डीतक, करघाटी, तीक्ष्णकीलक, श्वेतपिण्डीतक, करघात, स्नेहपिण्डीतक, वर्णपिण्डीतक, शुक्लपिण्डीतक तथा श्लक्ष्णपिण्डीतक-ये **श्वेतपिण्डीतक** के नाम हैं।

१. शीतकूरा-मु., शीतक्रूरा-सो.नि.

बाकुचीनामानि

अवल्गुजा बाकुचिका सैव पूतिफला स्मृता।
सोमराजी चन्द्रराजी शब्दैः पर्यायवाचकैः।। ३१४।।

अवल्गुजा, बाकुचिका, पूतिफला, सोमराजी तथा चन्द्रराजी-ये **बाकुची** के नाम हैं।

वानस्पतिक नाम- *Psoralea corylifolia* L. **Syn.-** *Cullen corylifolium* (L.) Medik. **कुल-** Fabaceae **अंग्रेजी नाम-** Psoralea seed

सिन्दुकनामानि

सिन्दुकः सिन्दुवारश्च शिवपुष्पोऽर्थसाधकः।
नेता चैवार्थसिद्धश्च सिंहकः स्थिरकोऽपि च।। ३१५।।

सिन्दुक, सिन्दुवार, शिवपुष्प, अर्थसाधक, नेता, अर्थसिद्ध, सिंहक तथा स्थिरक-ये **सिन्दुक** के नाम हैं।

नीलसिन्दुकनामानि

सिन्दुवारो नीलसंज्ञः कृष्णसंज्ञस्तथैव च।
गिरिजः सिन्दुवारश्च विषघ्नश्चापि शब्दितः।। ३१६।।

नीलसिन्दुवार, कृष्णसिन्दुवार, गिरिसिन्दुवार तथा विषघ्न-ये **नीलसिन्दुक** के नाम हैं।

सिध्रकनामानि

सिध्रकं सिध्मकञ्चैव सिद्धकोऽर्थप्रसाधकः।
सूरीतश्चार्थसिद्धश्च शब्दैः पर्यायवाचकैः।। ३१७।।

सिध्रक, सिध्मक, सिद्धक, अर्थप्रसाधक, सूरीत तथा अर्थसिद्ध- ये **सिध्रक** के नाम हैं।

चक्रमर्दनामानि

चक्रमर्दः पूक्किलकः प्रपुन्नाटश्च कीर्तितः।
तथा चैडगजः प्रोक्तो मेषाक्षिकुसुमोऽपि च।। ३१८।।

चक्रमर्द, पूक्किलक, प्रपुन्नाट, एडगज तथा मेषाक्षिकुसुम-ये **चक्रमर्द** के नाम हैं।

वानस्पतिक नाम- *Senna tora* (L.) Roxb. **Syn.-** *Cassia tora* L. **कुल:** Caesalpiniaceae **अंग्रेजी नाम-** Coffee pod

अरिमेदनामानि

अहिमारोऽरिमेदश्च कृष्णवृक्षोऽथ कट्फल:।
सर्पान्तक: सर्परिपुर्गोधास्कन्धश्च कीर्तित:।। ३१९।।

अहिमार, अरिमेद, कृष्णवृक्ष, कट्फल, सर्पान्तक, सर्परिपु तथा गोधास्कन्ध-ये **अरिमेद** के नाम हैं।

वानस्पतिक नाम- *Acacia farnesiana* (L.) Willd. **कुल:** Mimosaceae **अंग्रेजी नाम-** Sweet acacia

हरिद्रकनामानि

हरिद्रको हरिद्रश्च पीतसार: सुराहृत:।
कदम्बपुष्पक: श्रीमान् शब्दै: पर्यायवाचकै:।। ३२०।।

हरिद्रक, हरिद्र, पीतसार, सुराहृत, कदम्बपुष्पक तथा श्रीमान् -ये **हरिद्रक** के नाम हैं।

वानस्पतिक नाम- *Adina cordifolia* (Roxb.) Brandis **Syn.-** *Haldina cordifolia* (Roxb.) Ridsdale; *Adina cordifolia* (Roxb.) Hook. f. **कुल-** Rubiaceae **अंग्रेजी नाम:** Haldu

कार्पासीनामानि

कार्पासी वेशनी वाटी तुण्डिकेरी च शब्दिता।
आच्छादनफला चैव फली चापि प्रकीर्तिता।। ३२१।।

कार्पासी, वेशनी, वाटी, तुण्डिकेरी, आच्छादनफला तथा फली-ये **कार्पासी** के नाम हैं।

वानस्पतिक नाम- *Gossypium herbaceum* L. **Syn.-** *Gossypium albescens* Raf.; *Gossypium album* Buch.-Ham. **कुल-** Malvaceae **अंग्रेजी नाम-** Cotton plant

कपित्थनामानि

कपित्थश्च दधित्थश्च स्वादुपत्रो महद्द्रुम:।
हृद्यफल: सुगन्धश्च संग्राहि च प्रकीर्तित:।। ३२२।।

कपित्थ, दधित्थ, स्वादुपत्र, महद्द्रुम, हृद्यफल, सुगन्ध तथा संग्राहि-ये **कपित्थ** के नाम हैं।

वानस्पतिक नाम- *Limonia acidissima* L. **Syn.**-*Feronia elephantum* Correa; *Feronia limonia* (L.) Swingle **कुल-** Rutaceae **अंग्रेजी नाम-** Wood apple

अश्मन्तकनामानि

अश्मन्तकोऽश्मघातश्च पाषाणान्तक एव च।
तथा यमलपत्रश्च शब्दै: पर्यायवाचकै:।। ३२३।।

अश्मन्तक, अश्मघात, पाषाणान्तक तथा यमलपत्र-ये **अश्मन्तक** के नाम हैं।

वानस्पतिक नाम- *Bauhinia racemosa* Lam. **Syn.**- *Bauhinia parviflora* Vahl **कुल-** Leguminosae **अंग्रेजी नाम-** Bidi Leaf Tree

अश्मन्तकभेदनामानि

द्वितीयोऽश्मन्तकोऽम्लस्तु रसेन परिकीर्तित:।
एतान्येव तु नामानि धीरस्तस्य प्रयोजयेदिति।। ३२४।।

द्वितीय अश्मन्तक अम्लरसयुक्त होता है। बुद्धिमान् लोग अश्मन्तक के समान ही इसके नाम जानें।

सौश्रुत्यां संहितायां महोत्तरायां निघण्टु: समाप्त:।

वर्षेऽनलाङ्करसगे नभकालपक्षे विश्वे तिथौ दिनकरे दिवसे गुरौ भे।
धीरो निघण्टुमिह कामलदत्तिरेष वैद्यो लिलेख असुकोऽमरसिंहको नु।।३२५।।

(वसन्ततिलकाछन्द:)

।। शश्वच्छुभं भूयात्।।

★ ★ ★

परिशिष्ट-१

सौश्रुत-निघण्टु में वर्णित द्रव्यों की अकारादिक्रम से अनुक्रमणिका

आ

इ

सौश्रुत-निघण्टु:

सौश्रुत-निघण्टुः

ष

स

सौश्रुत-निघण्टु:

★ ★ ★

परिशिष्ट- २

Index of Botanical Names & Synonyms

Botanical Names **Shloka No.**

परिशिष्ट- ३

सन्दर्भग्रन्थसूची व शब्दसंक्षेपसूची

अभिधानचिन्तामणि- (श्री हेमचन्द्राचार्य), श्री जैन साहित्य वर्धक सभा, अहमदाबाद, गुजरात, (वि.सं. २०३२)।

अमरकोष - श्रीमन्नालाल 'अभिमन्यु', चौखम्बा विद्याभवन, वाराणसी, प्रथम संस्करण, (२००८ ई.)।

अष्टाङ्गनिघण्टु - सम्पादक- आचार्य प्रियव्रत शर्मा, कुप्पुस्वामी शास्त्री रिसर्च इन्सटीट्यूट, चेन्नई (२००४ ई.)।

अष्टाङ्गहृदयम् - सम्पादक- पण्डित हरि सदाशिव शास्त्री पराडकर, चौखम्बा सुरभारती प्रकाशन, वाराणसी, (२०१४ ई.)।

अष्टाङ्गसङ्ग्रह - सम्पादक- कविराज अत्रिदेवगुप्त, चौखम्बा कृष्णदास अकादमी, वाराणसी, (२०११ ई.)।

कैय्यदेव निघण्टु - सम्पादक- आचार्य प्रियव्रत शर्मा, चौखम्बा ओरियन्टालिया, वाराणसी, द्वितीयसंस्करण, (२०१३ ई.)।

चरकसंहिता - सम्पादक- श्री यादव शर्मा, चौखम्बा सुरभारती प्रकाशन, वाराणसी, (२००० ई.)।

धन्वन्तरि निघण्टु - सम्पादक- आचार्य प्रियव्रत शर्मा, चौखम्बा ओरियन्टालिया, वाराणसी-१ (२००२ ई.)।

निघण्टुशेष- - केन्द्रीय आयुर्वेद परिषद्, नई दिल्ली।

पर्यायमुक्तावली- - **सम्पादक-** डॉ. कुनानन्द गिरि व डॉ. पद्मलोचन शंखुआ, चौखम्भा विश्वभारती, वाराणसी (२०१३ ई.)।

पर्यायमुक्तावली- - डॉ. तारपाद चौधरी (एम.ए., पी.एच.डी.) लन्दन के द्वारा सम्पादित पुस्तिका, पटना युनिवर्सिटी जर्नल, भाग-II (१९४७) से पुनः मुद्रित।

पर्यायरत्नमाला- - सी.सी.आर.एस. द्वारा वेबसाइट पर उपलब्ध ई.बुक।

पर्यायरत्नमाला- - डॉ. तारपाद चौधरी (एम.ए., पी.एच.डी.) लन्दन के द्वारा सम्पादित पुस्तिका, पटना युनिवर्सिटी जर्नल, भाग-II (१९४६) से पुनः मुद्रित।

मदनपालनिघण्टु - सम्पादक- श्री काश्यां घट्टे के द्वारा निजी मुद्रणालय 'हितचिन्तक' से प्रकाशित (१९७८ ई.)।

मदनपालनिघण्टु - सम्पादक- पंडित श्री रामप्रसाद, खेमराज श्री कृष्णदास, मुम्बई, (१९९० ई.)।

मदनपालनिघण्टु - सम्पादक- प्रो. ज्ञानेन्द्र पाण्डेय, चौखम्बा ओरियन्टालिया, वाराणसी, प्रथम संस्करण (२०१२ ई.)।

मदनपालनिघण्टु - सम्पादक- डॉ. जे.एल.एन. शास्त्री, चौखम्बा, ओरियन्टालिया, वाराणसी, प्रथम संस्करण (२०१० ई.)।

मुक्तावली - गोपीमोहन कविराज द्वारा (१८७४ ई.) में सम्पादित तथा श्री भुवनचन्द्र वसाक (कलकत्ता) द्वारा संस्थापित संवादज्ञानरत्नाकरयन्त्र से मुद्रित पुस्तिका।

मेदिनीकोश - सम्पादक- पंडित जगन्नाथ शास्त्री होशिङ्ग, चौखम्बा संस्कृत संस्थान, वाराणसी, प्रथम संस्करण, (१९६८ई.)।

रत्नमालाभिधानम् - श्री भुवनचन्द्र वसाक (कलकत्ता) द्वारा (१८८५ ई.) में प्रकाशित तथा स्वयं संस्थापित संवादज्ञानरत्नाकरयन्त्र से मुद्रित पुस्तिका।

सुश्रुतसंहिता - सम्पादक- श्री यादव शर्मा, चौखम्बा सुरभारती प्रकाशन, वाराणसी, (२०१८ ई.)।

सौश्रुतनिघण्टु - सम्पादक- डॉ. काशीराज शर्मा सुवेदी एवं डॉ. नरेन्द्रनाथ तिवारी, महेन्द्रसंस्कृतविश्वविद्यालय बेलझुण्डी, नेपाल (संवत्- २०५७)।

शब्दसंक्षेप-सूची

अमर.	-	अमरकोष
अ.नि.	-	अष्टाङ्गनिघण्टु
कै.नि.	-	कैय्यदेवनिघण्टु
च.नि.	-	चन्द्रनिघण्टु
ध.नि.	-	धन्वन्तरिनिघण्टु
नि.शे.	-	निघण्टुशेष
प.र.	-	पर्यायरत्नमाला
भा.नि.	-	भावप्रकाशनिघण्टु
म.नि.	-	मदनपालनिघण्टु
मु.	-	मुद्रित-महेन्द्र विश्वविद्यालय, नेपाल से १९९९ ई. में प्रकाशित संस्करण
रा.नि.	-	राजनिघण्टु
स.नि.	-	सरस्वतीनिघण्टु
सि.नि.	-	सिद्धसारनिघण्टु
सु.सू.नि.	-	सुश्रुतसूत्रस्थान निबन्धसंग्रहव्याख्या
सो.नि.	-	सोढलनिघण्टु
हृ.नि.	-	हृदयदीपकनिघण्टु

★ ★ ★